KRÄUTER FÜR DIE GESUNDHEIT

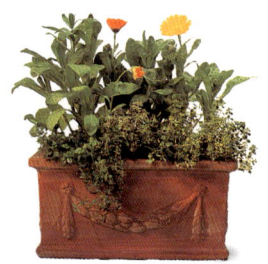

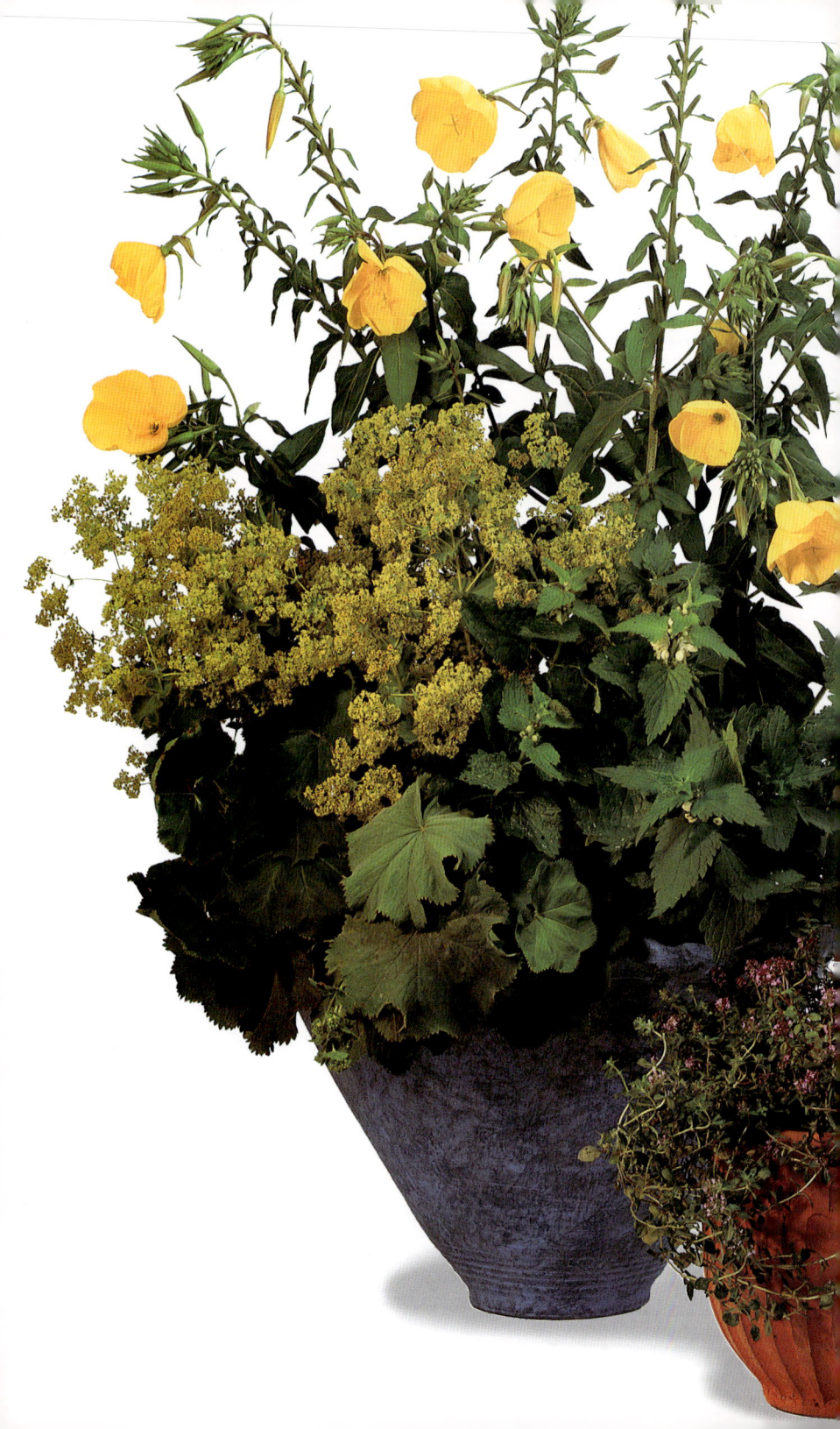

Effie Romain · Sue Hawkey

KRÄUTER
FÜR DIE
GESUNDHEIT

**fit, aktiv & schön
mit Heilkräutern**

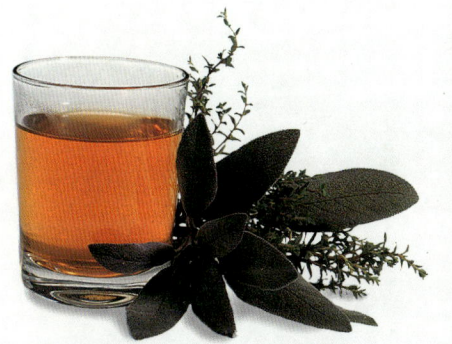

Franckh-Kosmos

Aus dem Englischen übersetzt von
Dr. Wolfgang Hensel

Umschlaggestaltung von Atelier Reichert,
Stuttgart, unter Verwendung von Fotos
von Steve Gorton

Ein Dorling Kindersley Buch [DK]
Titel der Originalausgabe:
Herbal remedies in pots unter der
ISBN 0-7513-0295-3
Copyright © 1996 by Dorling Kindersley
Limited, London
Text copyright © 1996 by Effie Romain
and Sue Hawkey
Photographer: Steve Gorton

Author's dedication
For Daisy Hawkey and the Bells

Die Deutsche Bibliothek –
CIP-Einheitsaufnahme

Kräuter für die Gesundheit : fit, aktiv &
schön mit Heilkräutern / Effie Romain ;
Sue Hawkey. [Aus dem Engl. übers. von
Wolfgang Hensel. Photogr.: Steve Gorton]. –
Stuttgart : Franckh-Kosmos, 1996
Einheitssacht.: Herbal remedies in pots ‹dt.›
ISBN 3-440-07249-5
NE: Romain, Effie; Hawkey, Sue;
Gorton, Steve; Hensel, Wolfgang
[Übers.]; EST

Wichtiger Hinweis
Die Angaben in diesem Buch sind
sorgfältig geprüft. Die Angaben sind
allgemeiner Art, sie beziehen sich
nicht auf einzelne Personen mit ihren
spezifischen Symptomen. Versuchen
Sie bei ernster oder länger andauern-
der Krankheit niemals eine Selbstdia-
gnose oder -therapie, sondern wenden
Sie sich an einen Arzt. Halten Sie sich
an die angegebenen Dosierungen. Vermeiden Sie während einer vom Arzt
verordneten Therapie unbedingt, sich
zusätzlich selbst zu therapieren –
außer nach Rücksprache mit dem Arzt.
Sollten die Symptome nicht verschwinden, suchen Sie unbedingt
einen Arzt auf.
Bevor Sie ein Heilkraut anwenden,
lesen Sie die Gegenanzeigen genau
durch. Besondere Vorsicht ist bei
Schwangeren, stillenden Müttern und
Säuglingen geboten.

Für die deutschsprachige Ausgabe:
© 1996, Franckh-Kosmos Verlags-
GmbH & Co., Stuttgart
Alle Rechte vorbehalten
ISBN 3-440-07249-5
Lektorat: Bärbel Oftring
Herstellung: Lilo Pabel
Printed in Singapur/Imprimé en Singapore
Satz: Steffen Hahn GmbH, Kornwestheim
Druck und Bindung:Toppan, Singapur

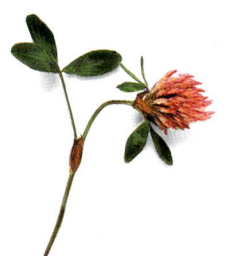
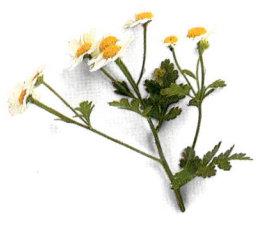

INHALT

Einleitung 6

Heilkräutertöpfe

Heilkräuter gegen Infektionen der Atemwege
Halsschmerzen, Husten und Erkältung 10 • Fieber und Grippe 12 • Winterschnupfen 14

Heilkräuter gegen Verdauungsbeschwerden
Verdauungsstörungen 16 • Verstopfung 18 • Durchfall 20 • Reizdarm 22 •
Hämorrhoiden 24

Heilkräuter gegen nervöse Beschwerden
Streß 26 • Schlaflosigkeit 28 • Depression 30

Heilkräuter gegen Hautkrankheiten
Viruserkrankungen der Haut 32 • Fußpilz 34 • Ekzeme 36

Heilkräuter gegen Schmerzen
Arthritis und Gelenkschmerzen 38 • Kopfschmerzen 40

Heilkräuter für Frauen
Unregelmäßige Menstruation und PM 42 • Menstruationsbeschwerden 44 •
Schwangerschaft 46 • Wechseljahre 48 • Blasenentzündung 50

Heilkräuter für Eltern und Babys
Stillende Mütter 52 • Schlafprobleme 54 • Blähungen 56 • Wunder Po 58 •
Zahnen und Ohrenschmerzen 60

Heilkräuter als Erste Hilfe
Schnittwunden und Quetschungen 62 • Insektenstiche und Verbrennungen 64 •
Kater 66 • Reisekrankheit 68

Stärkende Heilkräuter
Nervöse Erschöpfung 70 • Cholesterin-Kontrolle 72 • Vitamine und Mineralien 74 •
Stärkung der Abwehrkräfte 76

Kräuterpraxis und Kräutermedizin

Vermehrung 80
Bepflanzung des Topfes 84
Herstellung von Kräutermedizin 86
Vermehrung auf einen Blick 93

Register 94

Glossar 96

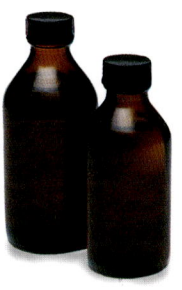
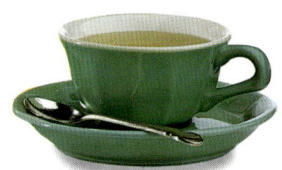

Einleitung

Dieses Buch weiht Sie in die vergnügliche Kunst ein, einige der bekanntesten Heilkräuter selbst aufzuziehen. Es macht Sie bekannt mit der Herstellung und dem Gebrauch von einfachen Heilmitteln, mit denen Sie sich und Ihre Familie selbst behandeln können.

Heilkräuter neu entdeckt

Unsere Vorfahren haben jedes Leiden mit Heilkräutern kuriert; sie kannten wichtige Heilkräuter und gaben ihr Wissen an die nachfolgenden Generationen weiter. Im Zuge der modernen Medizin ging dieses Wissen weitgehend verloren. Heute gelten einige der besten Heilkräuter wie Ampfer oder Nesseln, die heilende Mineralien tief aus dem Boden aufnehmen, nur als Unkräuter, die aus dem Garten verbannt werden. Werden solche Heilkräuter in Töpfen gezogen, hält man ihre wuchernde Wuchsform in Grenzen. Kräuter, die gegen eine bestimmte Krankheit helfen, können in einem Topf zusammengestellt und leichter geerntet werden. Töpfe haben außerdem wenig Platzbedarf.

Die Anzucht von Heilkräutern

Fast alle Kräuter dieses Buches können im Freien gezogen werden (achten Sie jedoch auf frostfeste Töpfe, die im Winter nicht zerspringen). Einige, vor allem die Küchenkräuter, sind in Gärtnereien erhältlich. Andere, insbesondere Wildkräuter, wachsen in der Natur oder können aus speziellen Kräutergärtnereien bezogen werden (fragen Sie an Ihrem Wohnort nach). Schwer erhältliche Pflanzen werden meist in Form von Samen angeboten.

Heilkräuter müssen gesund und kräftig sein. Sie werden geerntet, wenn sie voll ausgereift sind. Die Kräuter werden in gute Blumenerde gepflanzt und regelmäßig gewässert und organisch gedüngt (S. 84).

Achten Sie auf Schädlinge: Blattläuse werden mit Schmierseifenlösung besprüht und Schnecken abgesammelt. Verwenden Sie niemals Insektizide bei Heilkräutern, die eingenommen werden.

Kaufen Sie ein- und mehrjährige Pflanzen als Setzlinge, oder ziehen Sie sie aus Samen heran. Einige Stauden gedeihen besser, wenn sie eine weitere Vegetationsperiode im Topf verbleiben; manche Sträucher überleben so über Jahre. Wenn Sie Sträucher oder Stauden behalten möchten, sollte der Topf vor dem Winter gereinigt, wuchernde Wurzeln zurückgeschnitten und die Pflanze in frische Blumenerde eingepflanzt werden.

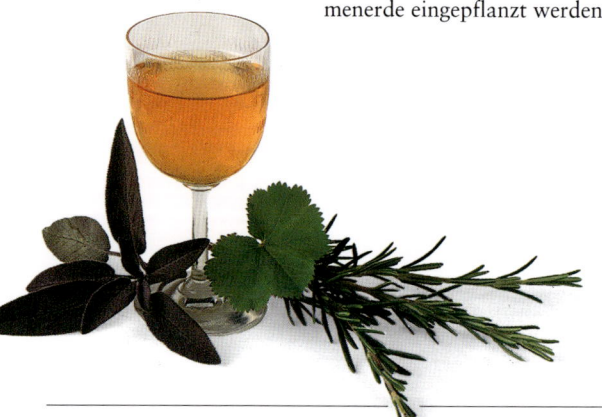

Wie man Kräutermedizin herstellt

Jeder der 34 Töpfe in diesem Buch ist mit Kräutern bepflanzt, die eine übliche Krankheit kurieren oder Gesundheit und Wohlbefinden dienen. Alle Rezepturen können bequem zu Hause hergestellt werden – einfache Küchengeräte reichen aus. Fotografien zeigen Ihnen Schritt für Schritt (Seiten 86 bis 92), wie man Tees, Abkochungen, Sirup, Öle und Salben aus Kräutern herstellt. Halten Sie sich an die jeweils angegebenen Dosierungen; verschwinden die Symptome nicht, konsultieren Sie einen Arzt oder Apotheker.

Vermehrung und Konservierung von Heilkräutern

Lesen Sie sich gegen Ende der Vegetationsperiode die Hinweise zur Vermehrung und die Checkliste auf Seite 93 durch. Dort erfahren Sie, wie eine Pflanze vermehrt wird. Um Heilkräuter optimal zu nutzen, werden sie während der Vegetationsperiode gesammelt und getrocknet (S. 86), damit Sie ganzjährig über einen Vorrat verfügen. Sollten Sie ein bestimmtes Heilmittel schätzen, aber davon nicht genug anziehen können, ergänzen Sie ihren Vorrat mit getrocknetem Material aus der Apotheke.
Gehen Sie vorsichtig mit Pflanzen um, die aus der Natur gesammelt werden: Sammeln Sie nicht in Naturschutzgebieten oder auf privaten Grundstücken, meiden Sie geschützte Pflanzen und stellen Sie sicher, daß die Pflanzen weder belastet noch mit Insektiziden behandelt wurden.

Verwendete Symbole

Zubereitung

Tee oder Aufguß

Sirup

Abkochung

Tinktur

Öl

Salbe

Creme

Gurgelwasser

Tropfen

Kompresse

Waschung

frische Blätter

frische Wurzeln

Samen

Verwendete Pflanzenteile

Blätter

Früchte

Blüte

Kraut

Knolle

Samen

Wurzeln

Rinde

Naturschutz

Beachten Sie die örtlichen Naturschutzgebiete. Dort ist das Sammeln von Pflanzen grundsätzlich untersagt. Geschützte Pflanzen dürfen überhaupt nicht gesammelt werden.

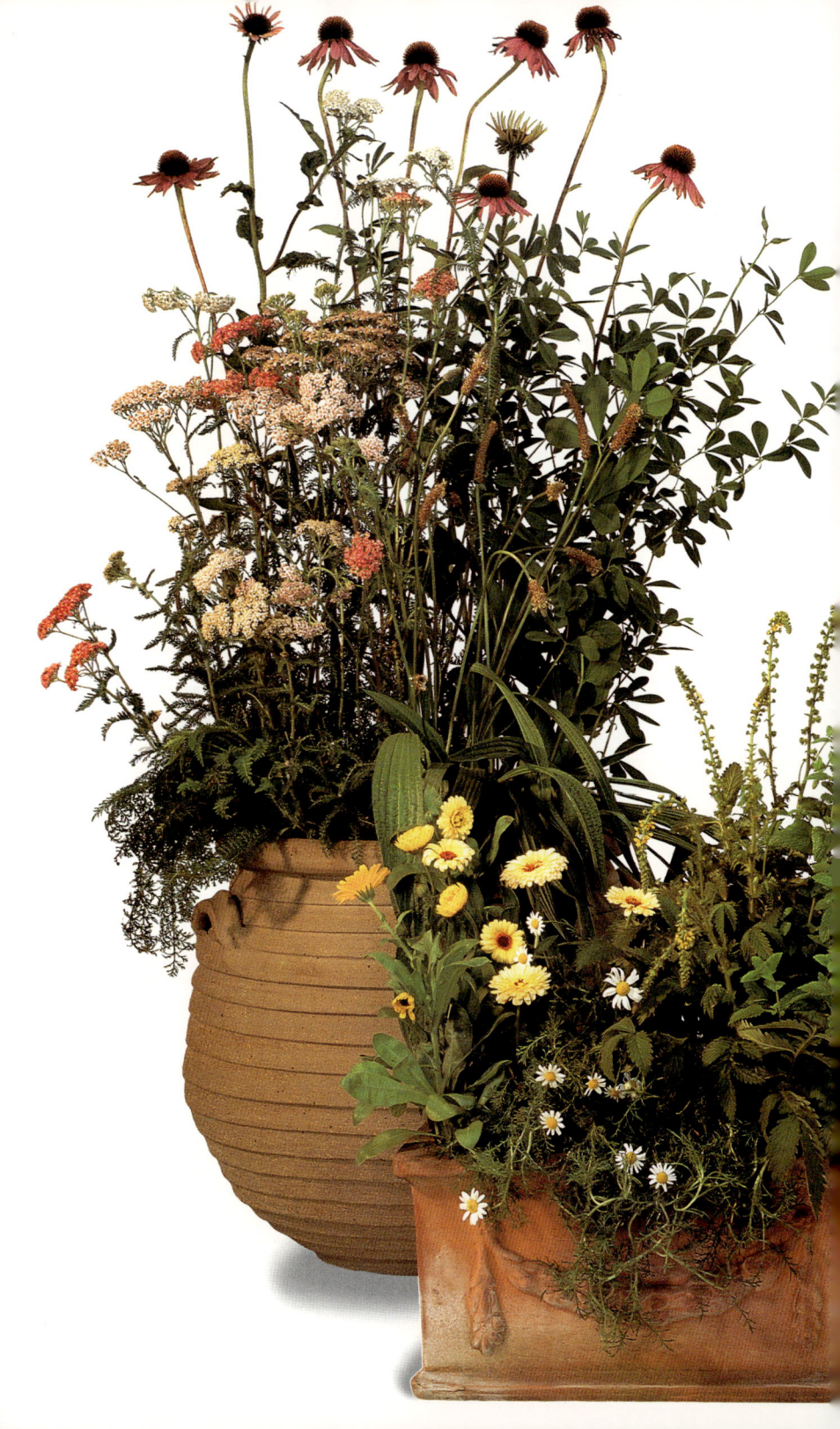

HEILKRÄUTER-TÖPFE

Die 34 Töpfe auf den Seiten 10 bis 77 sind mit Heilkräutern gegen bestimmte Symptome bepflanzt. Sie finden Hinweise zur Pflanzung und Aufzucht, Informationen zu jedem Kraut und seiner medizinischen Verwendung sowie eine Auswahl von Rezepten gegen jede Krankheit.

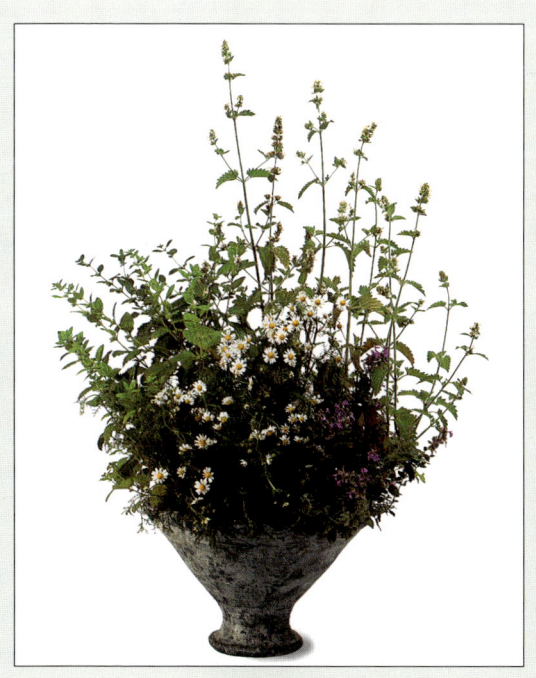

HALSSCHMERZEN, HUSTEN UND ERKÄLTUNG

Die hier gezeigten Kräuter enthalten ätherische Öle, um Nase, Hals und Brust zu befreien. Salbei trocknet darüber hinaus entzündete Schleimhäute aus. Thymian und Alant lösen zähen Schleim und helfen, in Verbindung mit Gundermann und Ysop, Katarrhe zu mildern.

Informationen zum Topf

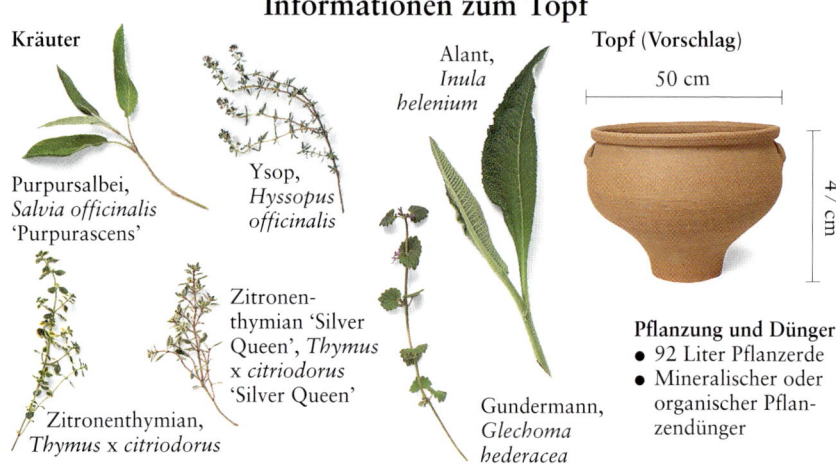

Kräuter

Purpursalbei,
Salvia officinalis
'Purpurascens'

Ysop,
Hyssopus officinalis

Alant,
Inula helenium

Zitronenthymian 'Silver Queen', *Thymus* x *citriodorus* 'Silver Queen'

Zitronenthymian,
Thymus x *citriodorus*

Gundermann,
Glechoma hederacea

Topf (Vorschlag)

50 cm

47 cm

Pflanzung und Dünger
- 92 Liter Pflanzerde
- Mineralischer oder organischer Pflanzendünger

Kultur

Kaufen Sie einen Purpursalbei, einen Ysop und drei Thymianarten (Kräutergärtnerei oder Garten-Center). Ergänzen Sie zwei Alant und zwei Gundermann aus einer Kräutergärtnerei.
Standort: sonniger Platz.
Gießen: täglich bei trockenem, heißem Wetter.
Düngen: alle zwei Wochen im Sommer.
Pflege: schneiden Sie regelmäßig Purpur-salbei, Ysop und auch Thymian zurück.
Ernte: Kraut vom Purpursalbei, Ysop, Thymian und Gundermann ganzjährig; getrocknet für den Winter. Alantwurzeln werden im Herbst entnommen.
Vermehren: Salbei und Ysop aus Stecklingen (S. 82). Thymian und Alant werden im Herbst geteilt (S. 83). Wuchernder Gundermann wird jährlich ausgelichtet; pflanzen Sie einige gesunde, bewurzelte Sprosse neu ein.

Rezepte

Salbei-Gurgelwasser
Gegenanzeigen siehe Nebenseite. Tee (S. 88) aus einer Handvoll Salbeiblättern; etwas Honig hinzu; abkühlen lassen; abseihen und häufig gurgeln.

Tee gegen Katarrh
Normaler Tee (S. 88) aus Thymian, Gundermann und Ysop. Trinken Sie ihn bei beginnender Erkältung oder Katarrh.

Sirup gegen Husten
Erhitzen Sie 400 g Zucker in 500 ml Wasser bis zur Auflösung. Fügen Sie zwei zerhackte Alantwurzeln hinzu und, wenn Sie Mentholduft riechen, eine Handvoll Ysop. Zwei oder mehr Minuten kochen, dann abkühlen lassen; abseihen; in einer Flasche aufbewahren. Dreimal täglich einen Teelöffel.

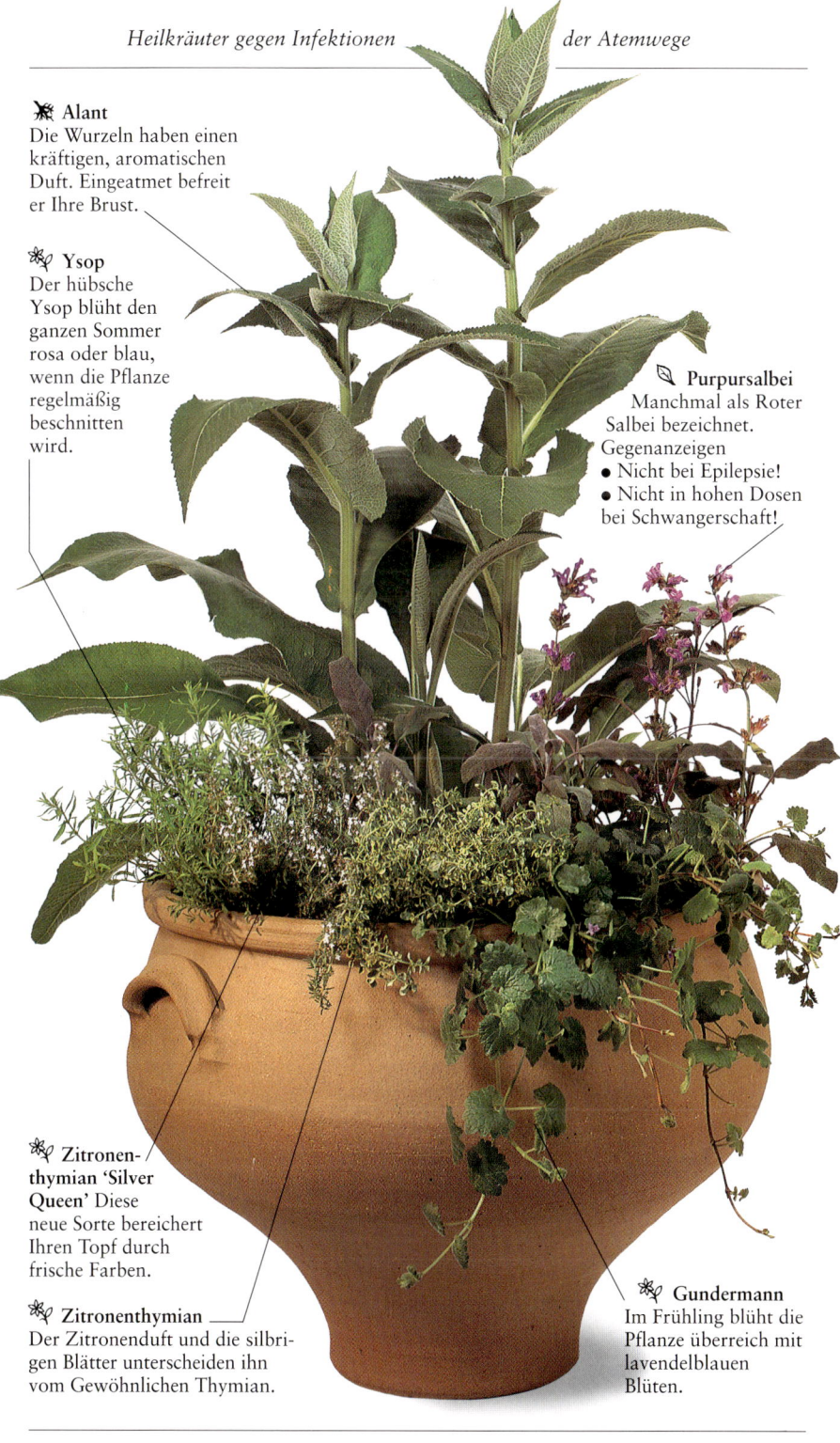

Alant
Die Wurzeln haben einen kräftigen, aromatischen Duft. Eingeatmet befreit er Ihre Brust.

Ysop
Der hübsche Ysop blüht den ganzen Sommer rosa oder blau, wenn die Pflanze regelmäßig beschnitten wird.

Purpursalbei
Manchmal als Roter Salbei bezeichnet. Gegenanzeigen
● Nicht bei Epilepsie!
● Nicht in hohen Dosen bei Schwangerschaft!

Zitronenthymian 'Silver Queen' Diese neue Sorte bereichert Ihren Topf durch frische Farben.

Zitronenthymian
Der Zitronenduft und die silbrigen Blätter unterscheiden ihn vom Gewöhnlichen Thymian.

Gundermann
Im Frühling blüht die Pflanze überreich mit lavendelblauen Blüten.

FIEBER UND GRIPPE

Diese Heilkräuter helfen bei Fieber und Grippe. Färberhülse bekämpft Infektionen, und Sonnenhut steigert die natürlichen Abwehrkräfte des Körpers. Wegerich lindert Katarrhe, während Schafgarbe schweißtreibend ist und damit das Fieber überwinden hilft.

Informationen zum Topf

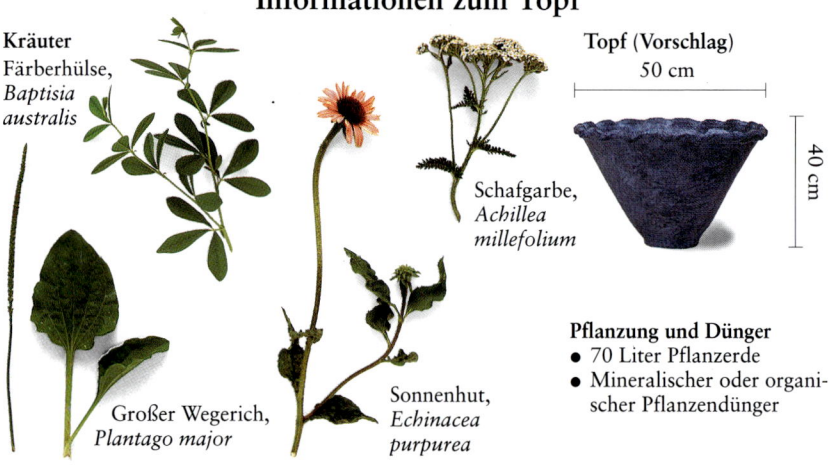

Kräuter
Färberhülse,
Baptisia australis

Schafgarbe,
Achillea millefolium

Großer Wegerich,
Plantago major

Sonnenhut,
Echinacea purpurea

Topf (Vorschlag)
50 cm

40 cm

Pflanzung und Dünger
- 70 Liter Pflanzerde
- Mineralischer oder organischer Pflanzendünger

Kultur

Pflanzen Sie zwei Sonnenhut, je eine Färberhülse, Schafgarbe und Wegerich.
Standort: sonniger Platz.
Gießen: täglich; Schafgarbe darf nicht austrocknen.
Düngen: alle zwei Wochen mit verdünnter Lösung (ab Frühsommer).
Pflege: Blüten von Färberhülse, Sonnenhut und Wegerich entfernen.

Ernte: Kraut (zur Blütezeit) von Schafgarbe und Wegerich; im Herbst die Wurzeln von Sonnenhut und Färberhülse ausgraben und trocknen.
Vermehren: Wegerich: Tochterpflänzchen ausgraben und einpflanzen (S. 83). Schafgarbe: bewurzelte Stengel einpflanzen (S. 83). Reifer Sonnenhut und Färberhülse teilen und einpflanzen (S. 83).

Rezepte

Tees gegen Kopfgrippe
Gegenanzeigen siehe Nebenseite. Sie tritt meist im Winter auf, daher trocknet man die Kräuter im Sommer (S. 86–87). Bereiten Sie einen Tee (S. 88) mit einem Teelöffel trockenen Wegerichs und Schafgarbe auf eine Tasse kochenden Wassers. Drei- bis viermal täglich, solange die Symptome anhalten.

Abkochung bei Grippe
Gegenanzeigen siehe Nebenseite. Bereiten Sie eine Abkochung (S. 89) mit zwei Teelöffeln getrockneter Sonnenhutwurzel und einem Teelöffel getrockneter Färberhülsenwurzel auf 600 ml Wasser; abseihen und abkühlen lassen. Eine Tasse (warm oder kalt) viermal täglich bei Grippeanfällen.

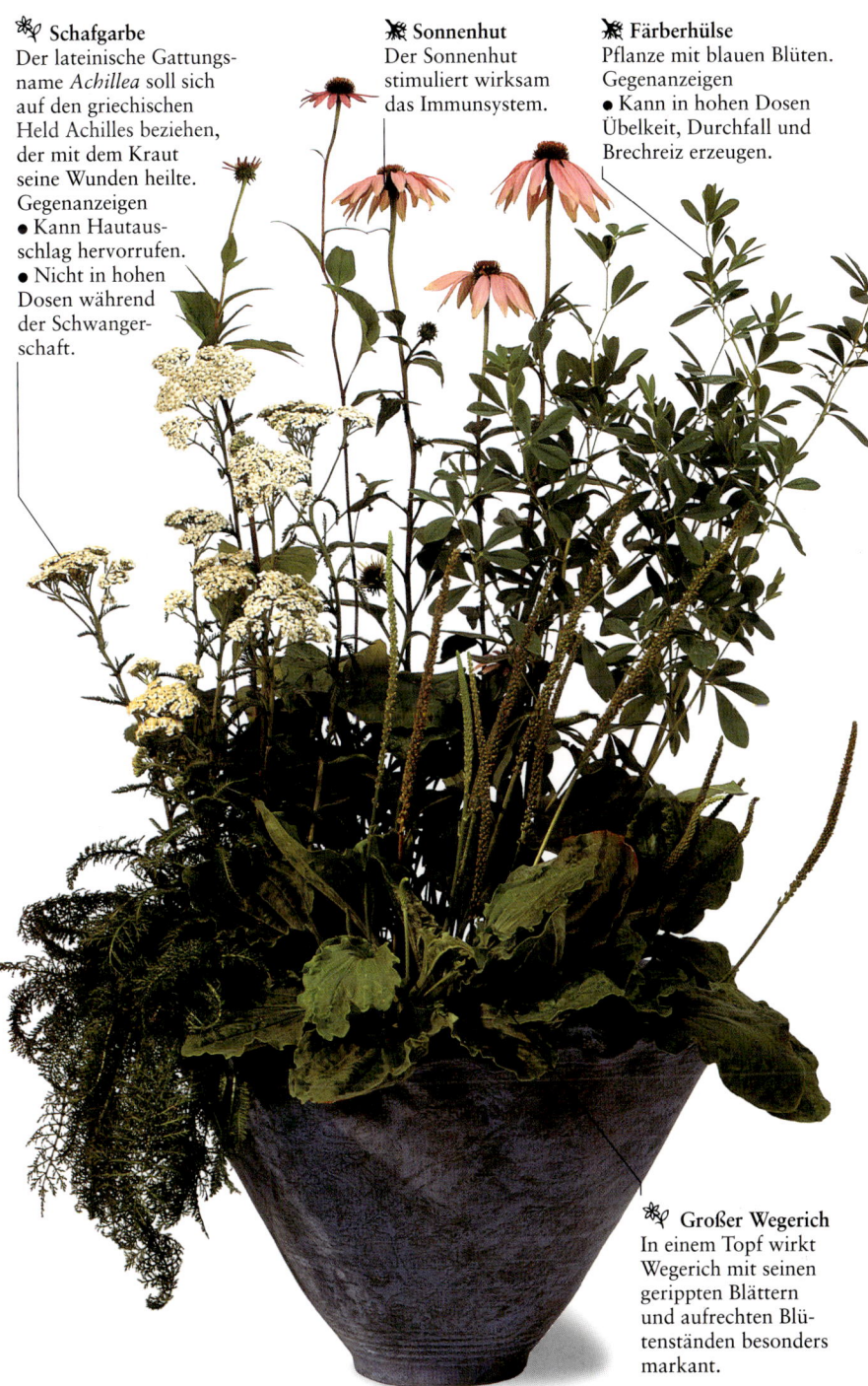

❀ Schafgarbe
Der lateinische Gattungs-
name *Achillea* soll sich
auf den griechischen
Held Achilles beziehen,
der mit dem Kraut
seine Wunden heilte.
Gegenanzeigen
● Kann Hautaus-
schlag hervorrufen.
● Nicht in hohen
Dosen während
der Schwanger-
schaft.

✹ Sonnenhut
Der Sonnenhut
stimuliert wirksam
das Immunsystem.

✹ Färberhülse
Pflanze mit blauen Blüten.
Gegenanzeigen
● Kann in hohen Dosen
Übelkeit, Durchfall und
Brechreiz erzeugen.

❀ Großer Wegerich
In einem Topf wirkt
Wegerich mit seinen
gerippten Blättern
und aufrechten Blü-
tenständen besonders
markant.

WINTERSCHNUPFEN

Meerrettich und Kapuzinerkresse enthalten beide viel Vitamin C, das die Abwehrkräfte des Körpers unterstützt. Zudem enthalten sie Senföl, das stimulierend und infektionshemmend wirkt. Daher sind sie gut geeignet, winterliche Erkältungen und Schnupfen zu bekämpfen.

Informationen zum Topf

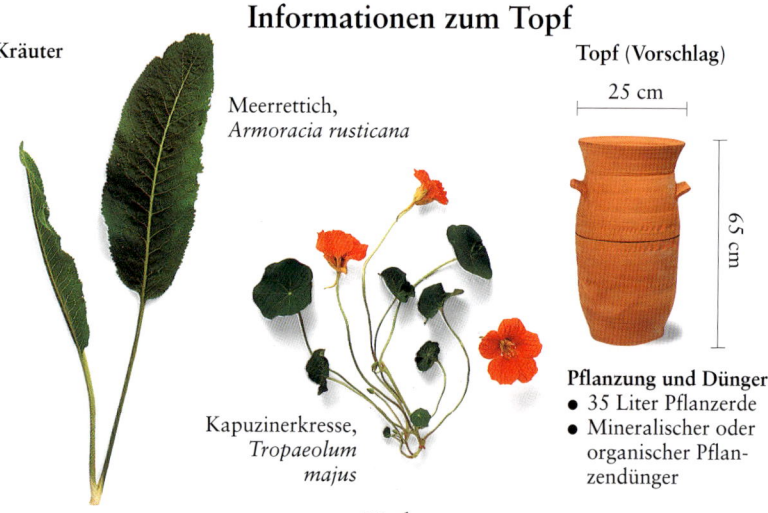

Kräuter

Meerrettich,
Armoracia rusticana

Kapuzinerkresse,
Tropaeolum majus

Topf (Vorschlag)

25 cm

65 cm

Pflanzung und Dünger
- 35 Liter Pflanzerde
- Mineralischer oder organischer Pflanzendünger

Kultur

Pflanzen Sie eine Meerrettichpflanze im Frühling in einen hohen Topf (tiefreichende Wurzeln). Streuen Sie einige Samen der Kapuzinerkresse aus, oder kaufen Sie sich vier bis fünf Pflanzen.
Standort: sonniger Platz.
Gießen: täglich bei heißem, trockenem Wetter.
Düngen: alle zwei Wochen.
Pflege: schneiden Sie sperrige Meerrettichblätter ab. Entfernen Sie bei der Kapuzinerkresse Verblühtes regelmäßig; so regen Sie die Blüte an. Gegen Blattläuse mit verdünnter Schmierseifenlösung spritzen.
Ernte: Kapuzinerkresse während der Vegetationsperiode; sofort verbrauchen oder einfrieren (S. 86). Meerrettichwurzeln im Herbst (S. 87); aufbewahren.
Vermehren: Meerrettich über Wurzelstecklinge (S. 83) im Herbst. Lassen Sie einige Kapuzinerkressen ausreifen, und heben Sie die Samen auf.

Rezepte

 Meerrettich-Trank bei Erkältung
Meerrettichwurzeln werden geschält, fein zerhackt und locker in einem Glas aufbewahrt. Etwas Salz hinzufügen, mit Essig bedecken; gut verschließen. Bei Bedarf ein Teelöffel in eine Tasse heißes Wasser (dreimal täglich).

Kapuzinerkresse-Tee bei Schnupfen
Da die Blüten sehr empfindlich sind, werden sie eingefroren. Geben Sie eine Handvoll gefrorener Blüten und Blätter in 500 ml kochendes Wasser. Dreimal täglich eine Tasse.

❋ ◌ Kapuzinerkresse
Diese Pflanze ziert mit
ihren kräftig orangerot
gefärbten Blüten jeden
Blumentopf.
Gegenanzeige
● Zu hohe Dosen reizen
die Magenschleimhaut.

❀ Meerrettich
Die hübschen, dun-
kelgrünen Blätter
des Meerrettichs
entschädigen dafür,
daß er im Topf nur
ungern blüht.

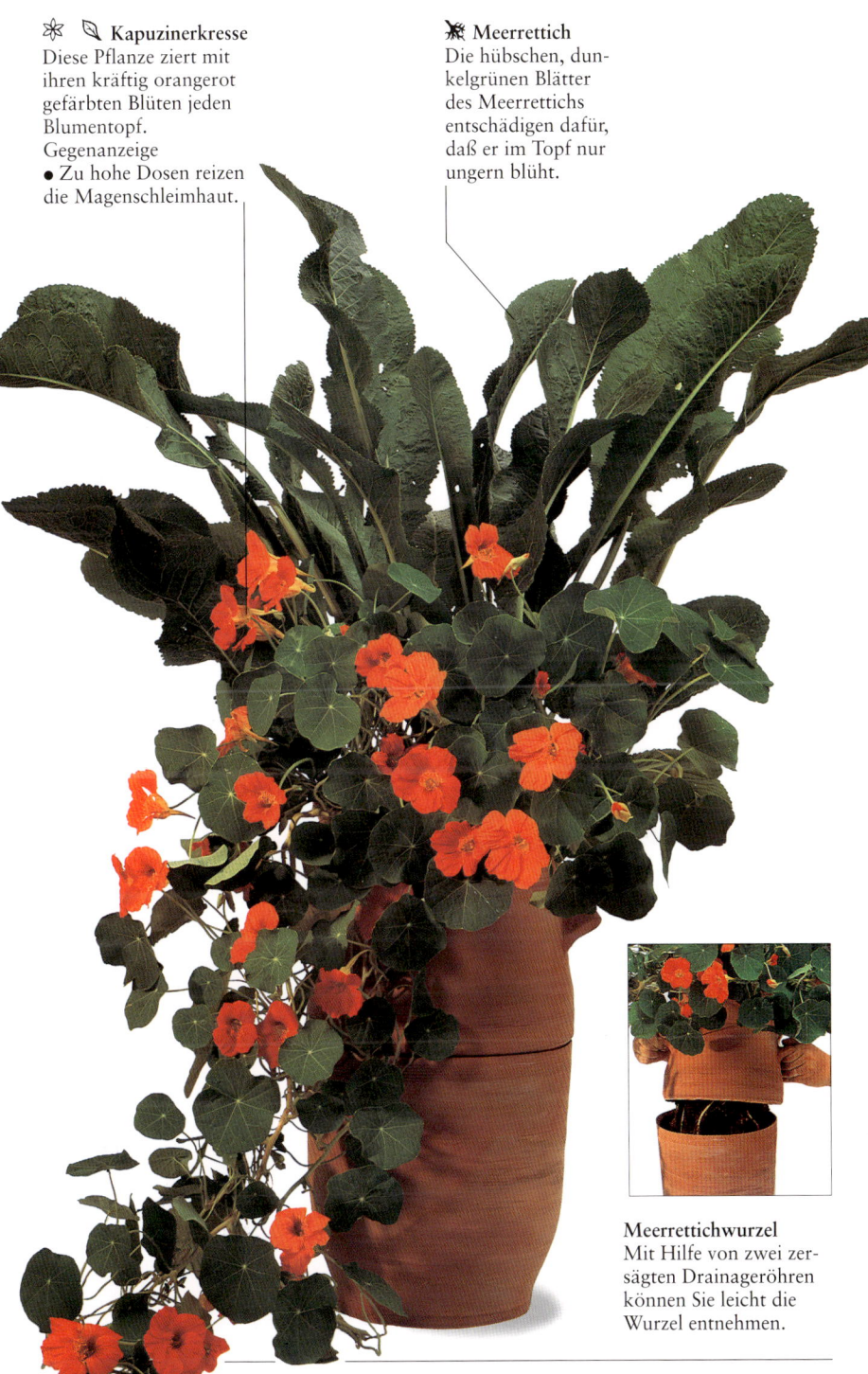

Meerrettichwurzel
Mit Hilfe von zwei zer-
sägten Drainageröhren
können Sie leicht die
Wurzel entnehmen.

VERDAUUNGSSTÖRUNGEN

Pfefferminze wird weltweit wegen ihrer verdauungsfördernden Eigenschaften geschätzt. Beifuß regt die Sekretion von Verdauungssäften an, während Eibisch den Darm beruhigt. Mädesüß enthält Gerbstoffe, um die Magenwände zu schützen.

Informationen zum Topf

Kräuter

Eibisch,
*Althaea
officinalis*

Mädesüß,
*Filipendula
ulmaria*

Beifuß,
*Artemisia
vulgaris*

Pfefferminze,
Mentha x *piperita*

Topf (Vorschlag)

50 cm

50 cm

Pflanzung und Dünger
- 85 Liter Pflanzerde
- Mineralischer oder organischer Pflanzendünger

Kultur

Pflanzen Sie zwei Pfefferminzen, und ergänzen Sie die übrigen Pflanzen.
Standort: Halbschatten.
Gießen: täglich bei heißem Wetter.
Düngen: ab Sommermitte einmal im Monat.
Pflege: schneiden Sie regelmäßig die oberen Blätter vom Beifuß ab, damit die Pflanze kompakt bleibt. Verwenden Sie Pfefferminze regelmäßig für Tee.

Ernte: das Kraut von Mädesüß, Pfefferminze und Beifuß bei Bedarf. Ernten Sie die Eibischwurzel im Herbst.
Vermehren: Beifuß und Pfefferminze werden über bewurzelte Sprosse vermehrt (S. 83) und neu eingepflanzt. Teilen Sie den Wurzelballen von Mädesüß im Herbst, und teilen Sie auch Eibisch, sofern die Pflanze kräftig genug ist (S. 83).

Rezepte

Verdauungstee
Bereiten Sie zur Verdauung nach dem Essen einen Tee (S. 88) aus einer Handvoll Pfefferminzblättern.

Tee bei Verdauungsstörungen
Gegenanzeigen siehe Nebenseite. Machen Sie einen Tee (S. 88) aus einem Zweig Mädesüß, Beifuß und Pfefferminze. Eine oder zwei Tassen täglich.

Lindernder Eibischsirup
Saubere Eibischwurzel (12 cm lang, zerhackt) über Nacht in 500 ml Wasser einweichen. Mit 250 g Zucker erhitzen und rühren, bis sich der Zucker auflöst. 10 min. simmern; abseihen und verschlossen aufbewahren. Nehmen Sie bei Darmbeschwerden einen Teelöffel ein.

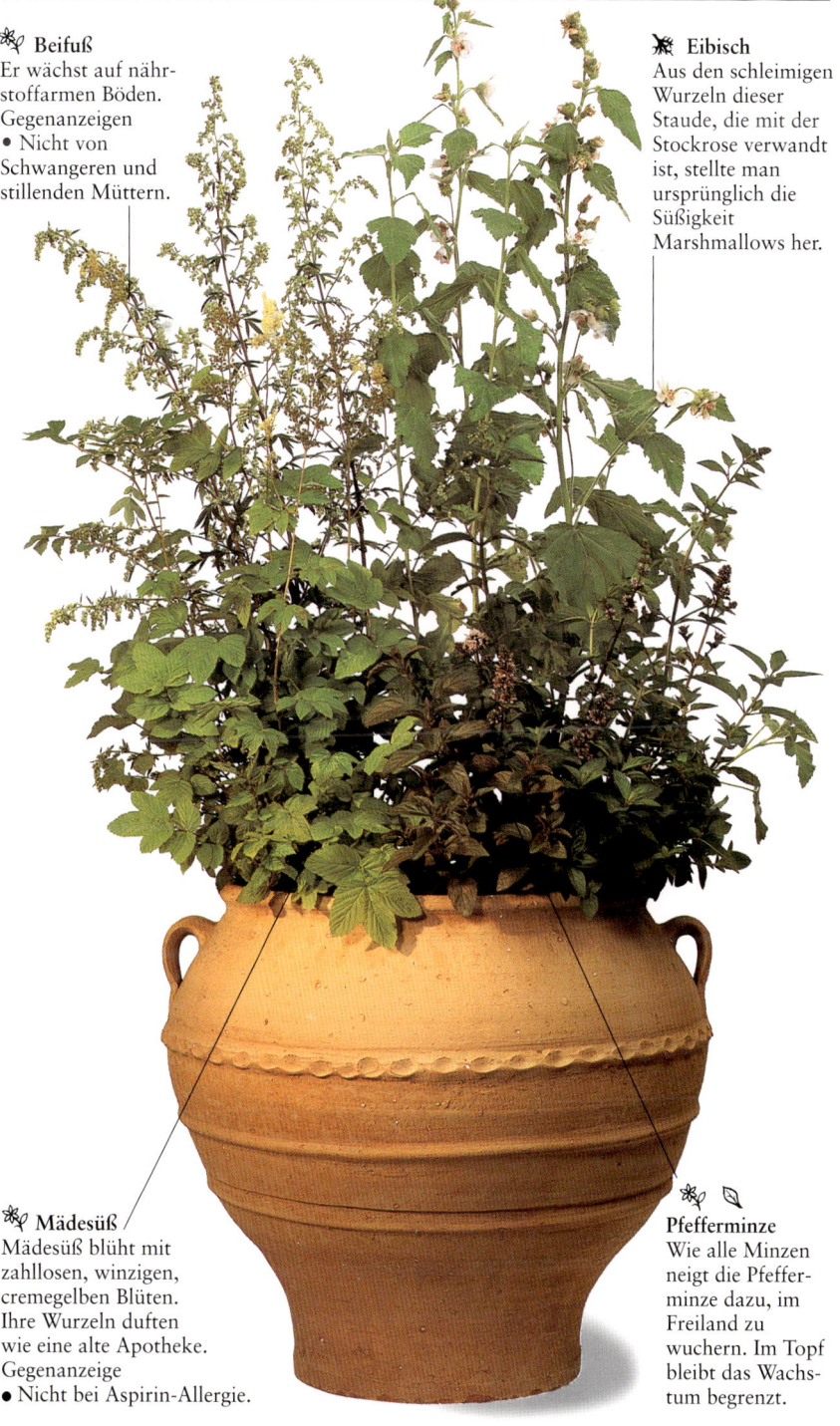

✿ Beifuß
Er wächst auf nähr-
stoffarmen Böden.
Gegenanzeigen
• Nicht von
Schwangeren und
stillenden Müttern.

✤ Eibisch
Aus den schleimigen
Wurzeln dieser
Staude, die mit der
Stockrose verwandt
ist, stellte man
ursprünglich die
Süßigkeit
Marshmallows her.

✿ Mädesüß
Mädesüß blüht mit
zahllosen, winzigen,
cremegelben Blüten.
Ihre Wurzeln duften
wie eine alte Apotheke.
Gegenanzeige
• Nicht bei Aspirin-Allergie.

✿ �🍃 Pfefferminze
Wie alle Minzen
neigt die Pfeffer-
minze dazu, im
Freiland zu
wuchern. Im Topf
bleibt das Wachs-
tum begrenzt.

VERSTOPFUNG

Diese Kräuter muntern einen trägen Darm auf. Leinsamen wirkt als kompaktes Abführmittel, er „schmiert" die Darmwand. Ampferwurzeln fördern die Ausscheidung und verbessern gleichzeitig die Verdauung. Pfefferminze und Römische Kamille entspannen den Darm.

Informationen zum Topf

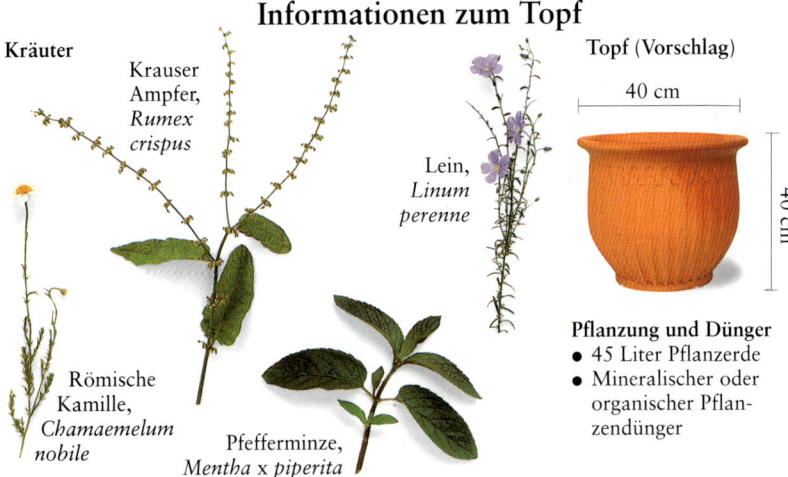

Kräuter

Krauser Ampfer, *Rumex crispus*

Lein, *Linum perenne*

Römische Kamille, *Chamaemelum nobile*

Pfefferminze, *Mentha* x *piperita*

Topf (Vorschlag)

40 cm

40 cm

Pflanzung und Dünger
- 45 Liter Pflanzerde
- Mineralischer oder organischer Pflanzendünger

Kultur

Beginnen Sie mit der Aussaat (S. 80) von Ampfersamen; zwei Pflanzen. Dazu zwei Pfefferminzen, zwei Römische Kamillen (oder Echte Kamille) und fünf Lein.
Standort: sonniger Platz.
Gießen: alle zwei bis drei Tage.
Düngen: monatlich im Sommer.
Pflege: Verblühtes bei der Römischen Kamille entfernen. Verwenden Sie Pfefferminze regelmäßig für Tee. Nachdem Sie die Leinsamen geerntet haben, schneiden Sie die verwelkten Stengel zurück.
Ernte: Kamillenblüten und Pfefferminzkraut je nach Bedarf. Ampferwurzeln im Herbst, reife Leinsamen geerntet.
Vermehren: Ampfer und Kamille über Tochterpflänzchen, die neu eingepflanzt werden (S. 83); Minze über bewurzelte Sproßstecklinge (S. 83). Halten Sie einige Leinsamen für die Aussaat im Frühling zurück.

Rezepte

Leinsamen als Abführmittel
Geben Sie ein bis zwei Teelöffel Leinsamen in eine Tasse. Fügen Sie eine halbe Tasse kaltes Wasser hinzu, und lassen Sie die Samen quellen und aufweichen. Vor dem Frühstück trinken. Sanfter wirkt ein halber Teelöffel Samen in einer Portion Müsli. Über mehrere Monate anwenden.

Abführmittel aus Ampfer
Stellen Sie mit einem Teelöffel Ampferwurzeln auf eine Tasse Wasser eine Abkochung her (S. 89). Bis dreimal täglich.
Krampflösender Tee
Machen Sie einen Tee (S. 88) aus einigen Kamillenblüten und einem Zweig Pfefferminze. Abseihen und dreimal täglich trinken.

Lein
Diese zerbrechlich wirkende, lichte Pflanze hat schlanke Stengel und flache, purpurblaue Blüten.

Krauser Ampfer
Da Ampfer im Garten stark verwildert, ist er dort nicht gern gesehen. Seine langen Wurzeln nehmen jedoch Mineralien tief aus der Erde auf.
Gegenanzeige
● Nur wenige Tage einnehmen.

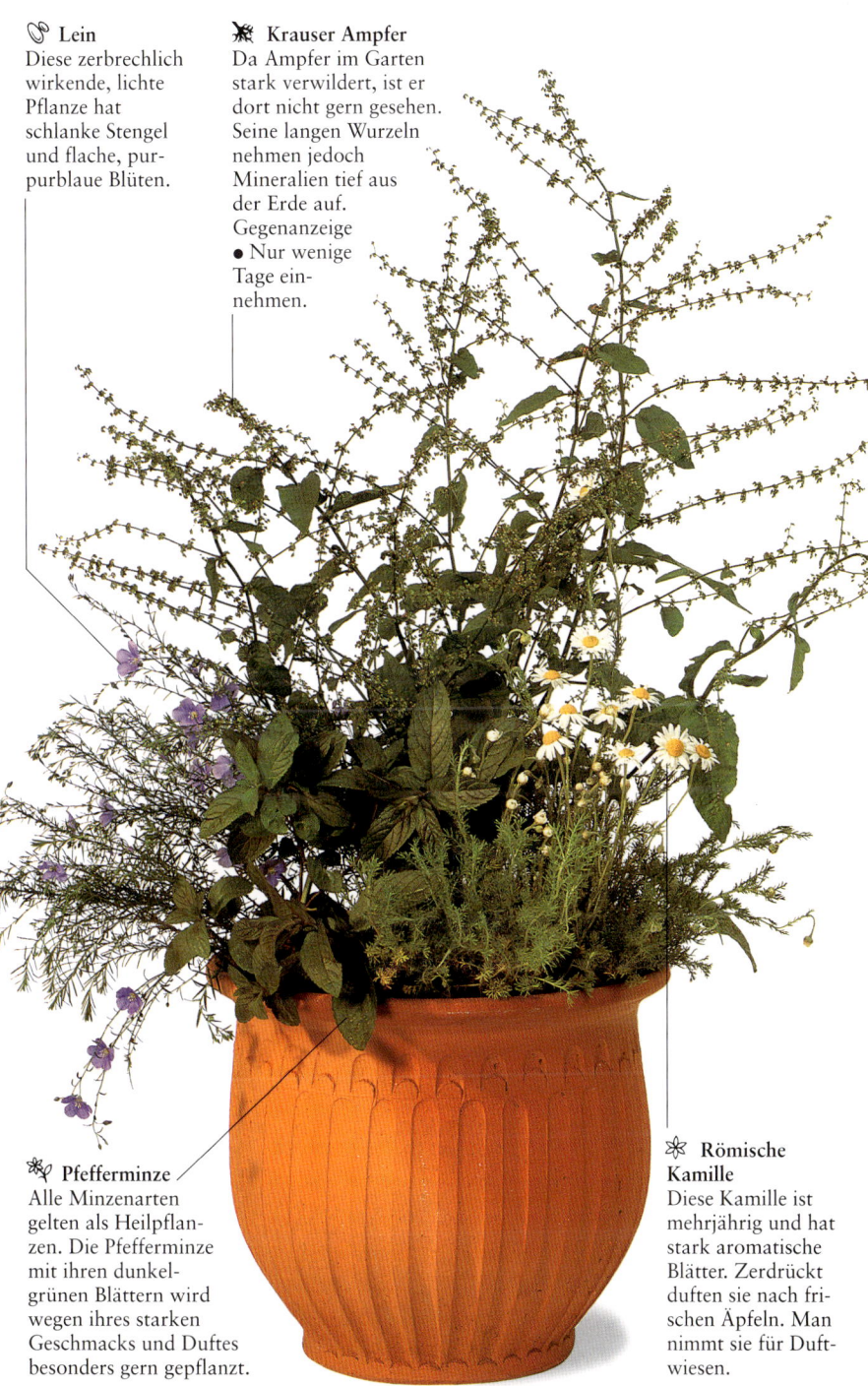

Pfefferminze
Alle Minzenarten gelten als Heilpflanzen. Die Pfefferminze mit ihren dunkelgrünen Blättern wird wegen ihres starken Geschmacks und Duftes besonders gern gepflanzt.

Römische Kamille
Diese Kamille ist mehrjährig und hat stark aromatische Blätter. Zerdrückt duften sie nach frischen Äpfeln. Man nimmt sie für Duftwiesen.

DURCHFALL

Alle hier gezeigten Kräuter enthalten Gerbstoffe. Sie beruhigen und dämpfen so die Darmaktivität. Alle werden als Trank zubereitet, der Große Wiesenknopf und Salomonssiegel sind zusätzlich nahrhaft – hilfreich bei Magenverstimmungen.

Informationen zum Topf

Kräuter

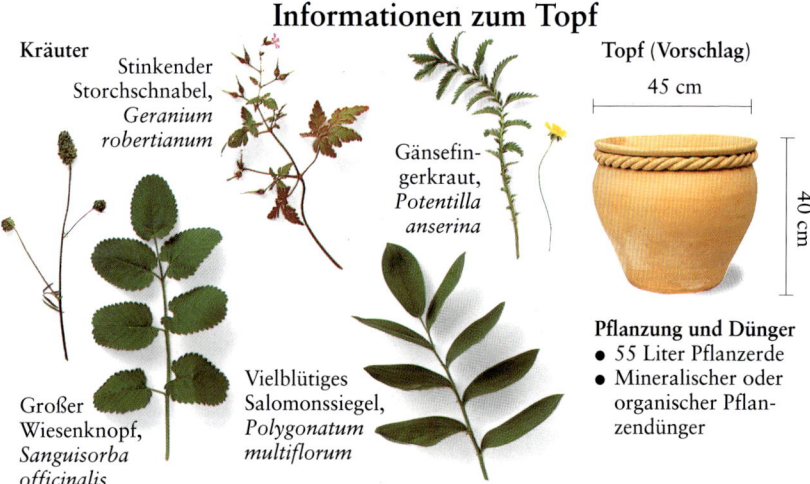

Stinkender Storchschnabel, *Geranium robertianum*

Gänsefingerkraut, *Potentilla anserina*

Großer Wiesenknopf, *Sanguisorba officinalis*

Vielblütiges Salomonssiegel, *Polygonatum multiflorum*

Topf (Vorschlag)

45 cm

40 cm

Pflanzung und Dünger
- 55 Liter Pflanzerde
- Mineralischer oder organischer Pflanzendünger

Kultur

Beginnen Sie mit der Aussaat (S. 80) von Großem Wiesenknopf, Gänsefingerkraut und Storchschnabel; je zwei Pflanzen. Kaufen Sie zwei Salomonssiegel.
Standort: Halbschatten.
Gießen: täglich bei heißem Wetter.
Düngen: ab Sommermitte alle zwei Wochen.
Pflege: schneiden Sie abgestorbene Stengel des Salomonssiegels einen Monat nach der Blüte ab.

Ernte: Kraut des Gänsefingerkrautes, Wiesenknopfes und Storchschnabels nach Bedarf; im Herbst die Wurzeln des Salomonssiegels und Wiesenknopfes (S. 87).
Vermehren: Gänsefingerkraut über einige Tochterpflänzchen (S. 83); Wiesenknopf wird geteilt (S. 83) und Storchschnabel ausgesät. Am Rhizom des Salomonssiegels bilden sich neue Triebe; schneiden Sie ein Rhizomstück mit Trieben ab und pflanzen es ein.

Rezepte

 Tee gegen Durchfall
Geben Sie etwas Storchschnabel, Wiesenknopf und Gänsefingerkraut auf eine Tasse kochendes Wasser. Nach Bedarf bis dreimal täglich.

Frische Wurzel von Salomonssiegel
In alten Kräuterbüchern wird diese Pflanze „heilend und versiegelnd"

genannt. Das Rhizom enthält Stärke und kann roh gegessen werden. Bei akutem Durchfall können Sie es ausgraben, reinigen und kauen.

Abkochung gegen Durchfall
Bereiten Sie eine Abkochung (S. 89) aus der Wurzel von Salomonssiegel oder Wiesenknopf zu. Nach Bedarf bis drei Tassen täglich.

❀❀ Großer Wiesenknopf
Die Blätter des Großen Wiesenknopfes schmecken leicht nach Walnüssen und aromatisieren auch einen Salat.

❀ Stinkender Storchschnabel
Dieser zierliche Einjährige streut sehr bereitwillig seine Samen aus. Im Herbst oder bei Trockenheit verfärben sich die Blätter herrlich rot.

❀ Vielblütiges Salomonssiegel
Im Frühling hängen jeweils mehrere weiße Blüten in den Blattachseln. Im Topf ist der fast unvermeidliche Befall mit Schädlingen leichter zu kontrollieren.

❀ Gänsefingerkraut
Diese hübsche Pflanze hat silbriggrüne Blätter. Früher glaubte man, ein Blatt im Schuh würde schmerzende Füße heilen.

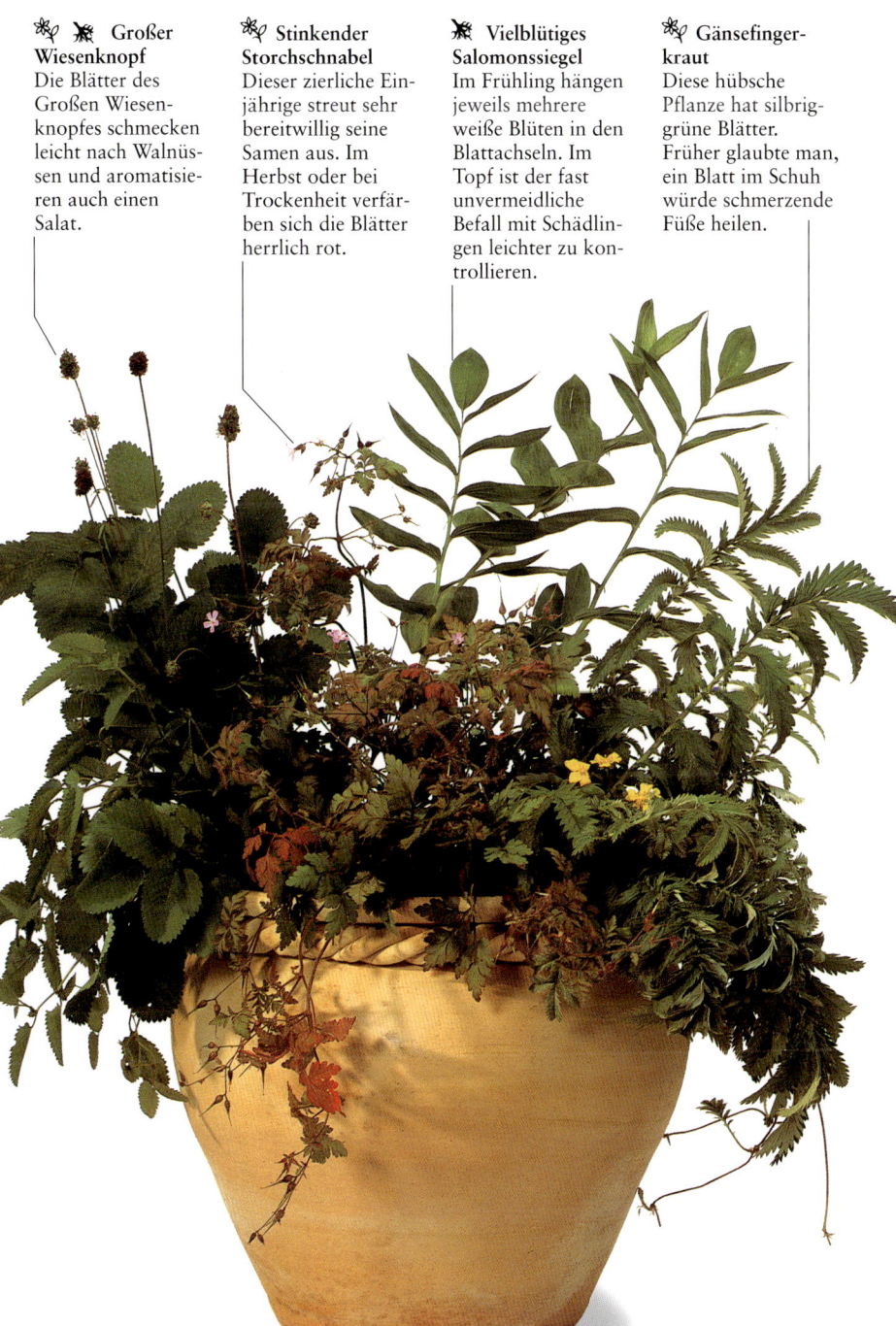

Reizdarm

Römische Kamille und Melisse wirken entspannend und entzündungshemmend; Kamille kann außerdem allergische Reaktionen abschwächen. Odermennig fördert die Verdauung, während Ringelblume heilend und fungizid wirkt.

Informationen zum Topf

Kräuter

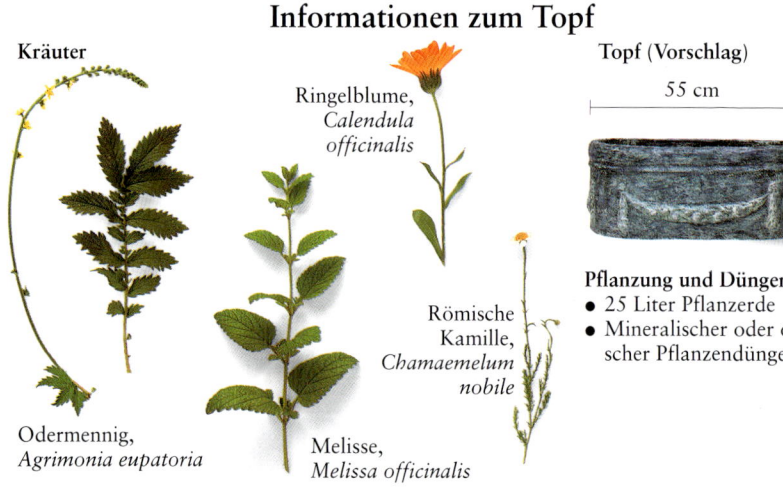

Ringelblume,
Calendula officinalis

Römische Kamille,
Chamaemelum nobile

Odermennig,
Agrimonia eupatoria

Melisse,
Melissa officinalis

Topf (Vorschlag)

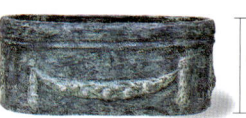

55 cm

25 cm

Pflanzung und Dünger
- 25 Liter Pflanzerde
- Mineralischer oder organischer Pflanzendünger

Kultur

Pflanzen Sie je zwei Römische Kamillen und Melissen. Ergänzen Sie zwei Odermennig und zwei Ringelblumen.
Standort: sonniger Platz.
Gießen: täglich bei heißem Wetter.
Düngen: monatlich im Sommer.
Pflege: Melisse wird regelmäßig zurückgeschnitten; bei Ringelblume und Kamille Verblühtes entfernen.

Ernte: Blüten von Kamille und Ringelblume nach dem Austreiben. Kraut von Melisse und Odermennig nach Bedarf.
Vermehren: Melisse über bewurzelte Sprosse (S. 83). Sammeln Sie im Herbst Ringelblumensamen (Aussaat nächsten Frühling; S. 80). Römische Kamille über Tochterpflänzchen (S. 83). Wurzelballen von Odermennig im Herbst teilen (S. 83).

Rezepte

Beruhigender Kamillen-Tee
Bereiten Sie einen Tee (S. 88) aus drei Teelöffeln frischer bzw. aus zwei Teelöffeln getrockneter Blüten auf eine Tasse kochendes Wasser. Abseihen, bei Bedarf bis dreimal täglich.

Kräftigender Darmtee
Machen Sie einen Tee (S. 88) aus Kamillen- und Ringelblumenblüten und dem Kraut von Odermennig und Melisse. Nehmen Sie zwei Teelöffel der frischen oder einen der getrockneten Mischung auf eine Tasse. Regelmäßig trinken.

Entspannender Tee
Bereiten Sie einen Tee (S. 88) mit einer Handvoll Melisse und wenigen Kamillenblüten auf 600 ml Wasser. Ziehen lassen, abseihen, dreimal täglich.

❧ ✳ Melisse
Diese Staude ist auch als panaschierte Varietät erhältlich, doch *M. officinalis* mit dunkelgrünen Blättern ist wirksamer und sieht in einem Blumentopf attraktiver aus.

❧ Odermennig
Hohe, elegante Blütenstengel mit gelben Blüten wachsen aus einem verholzenden Wurzelstock. Die Blätter enthalten die Vitamine B und K.

✳ Ringelblume
Die Blüten der Ringelblume duften frisch. Sie hinterlassen beim Pflücken einen klebrigen, orangegelben Saft auf den Händen.

✳ Römische Kamille
Die wohltuenden Eigenschaften der Kamille auf den Verdauungstrakt kannten schon die alten Kräuterkundigen. Sie gaben ihr den Namen „Mutter des Darms".

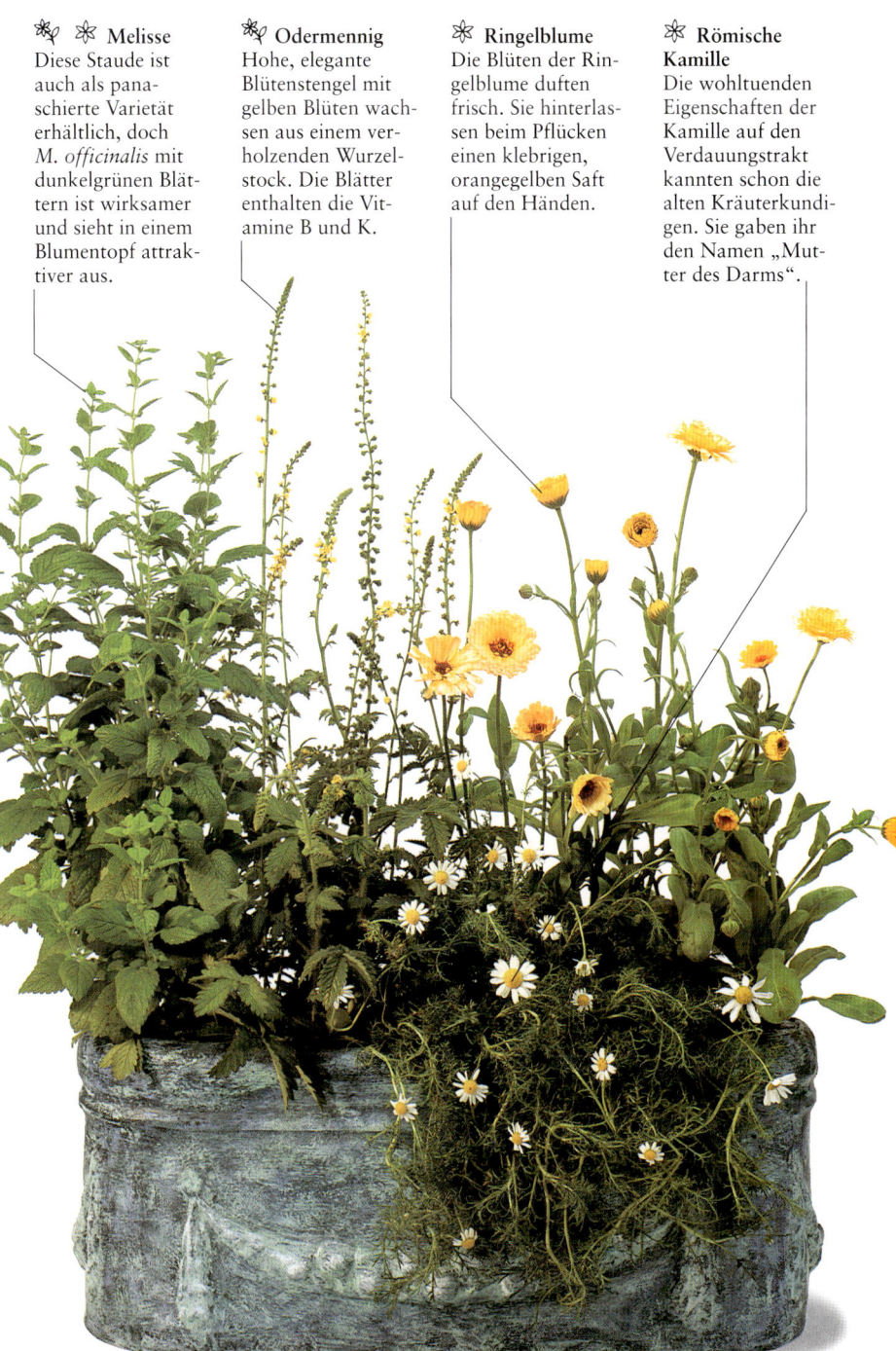

HÄMORRHOIDEN

*Hämorrhoiden sind krampfaderartige Verdickungen der Enddarm-
wand. Scharbockskraut und Zaubernuß wirken zusammenziehend
und verkleinern die Wucherungen. Ringelblume hemmt Entzündungen, während Pfefferminze unangenehme Schmerzen lindert.*

Informationen zum Topf

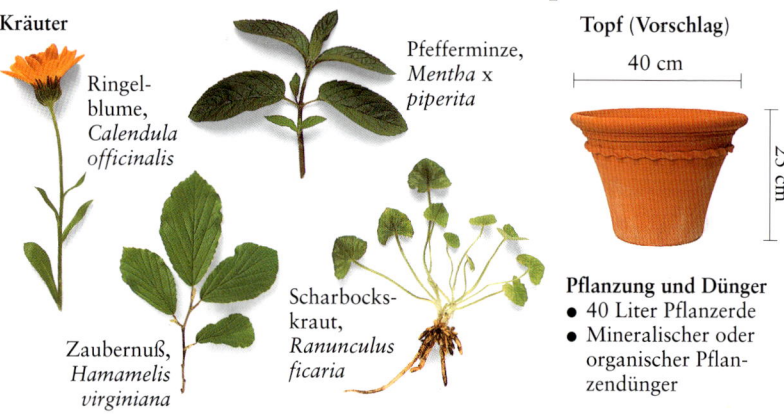

Kräuter

Ringel-
blume,
*Calendula
officinalis*

Pfefferminze,
Mentha x
piperita

Topf (Vorschlag)

40 cm

25 cm

Zaubernuß,
*Hamamelis
virginiana*

Scharbocks-
kraut,
*Ranunculus
ficaria*

Pflanzung und Dünger
● 40 Liter Pflanzerde
● Mineralischer oder
 organischer Pflan-
 zendünger

Kultur

Pflanzen Sie eine Zaubernuß und zwei Minzen. Scharbockskraut wird aus Samen gezogen. Ziehen Sie Ringelblumen aus Samen,
oder kaufen Sie sechs junge Pflanzen.
Standort: sonniger Platz.
Gießen: regelmäßig und täglich bei
heißem, trockenem Wetter. Zaubernuß
darf nicht austrocknen.
Düngen: im Sommer einmal wöchentlich
mit verdünnter Düngerlösung.
Pflege: Verblühtes bei Ringelblume entfernen; Triebe der Zaubernuß zurückschneiden.

Ernte: nach Bedarf Kraut der Pfefferminze und Blätter der Zaubernuß. Sammeln Sie die Rinde der Zaubernuß, wenn
sie ausreichend verholzt ist. Die Wurzeln
des Scharbockskrautes werden im Sommer ausgegraben, die Blüten der Ringelblume nach dem Aufblühen geerntet.
Vermehren: Ringelblume über Samen
(S. 80); Pfefferminze über bewurzelte
Sprosse (S. 83). Lassen Sie nur zwei Wurzeln
des Scharbockskrautes im Topf, und teilen
Sie die Zaubernuß nach etwa drei Jahren.

Rezepte

Salbe gegen Hämorrhoiden
Gegenanzeigen siehe Nebenseite.
Geben Sie fein zerhackte Zauber-
nußrinde und Wurzel von Scharbockskraut in eine Salbe (je ein Teelöffel auf
100 g Vaseline oder Basiscreme, S. 92).
Fügen Sie vier frische oder getrocknete
Blüten der Ringelblume hinzu und erhitzen sie leicht (15 min.). Fügen Sie ganz

zum Schluß einen Zweig Minze dazu; in
Gläser abseihen und nach Bedarf verwenden.

Tee gegen Hämorrhoiden
Ein Tee (S. 88) aus Blüten der
Ringelblume und Zaubernußblättern
hilft, das Leiden von innen zu kurieren.
Trinken Sie nach Bedarf bis zu drei Tas-
sen täglich.

Zaubernuß
Ihr Holz gilt als das beste für
Wünschelruten. Sie hat kleine,
gelbe, delikat duftende Blüten, die
im Herbst auf den nackten Zwei-
gen erscheinen.

Ringelblume
Schon die alten Ägyp-
ter priesen die robuste
Einjährige als verjün-
gendes Heilkraut. Sie
eignet sich hervor-
ragend bei Hautver-
letzungen.

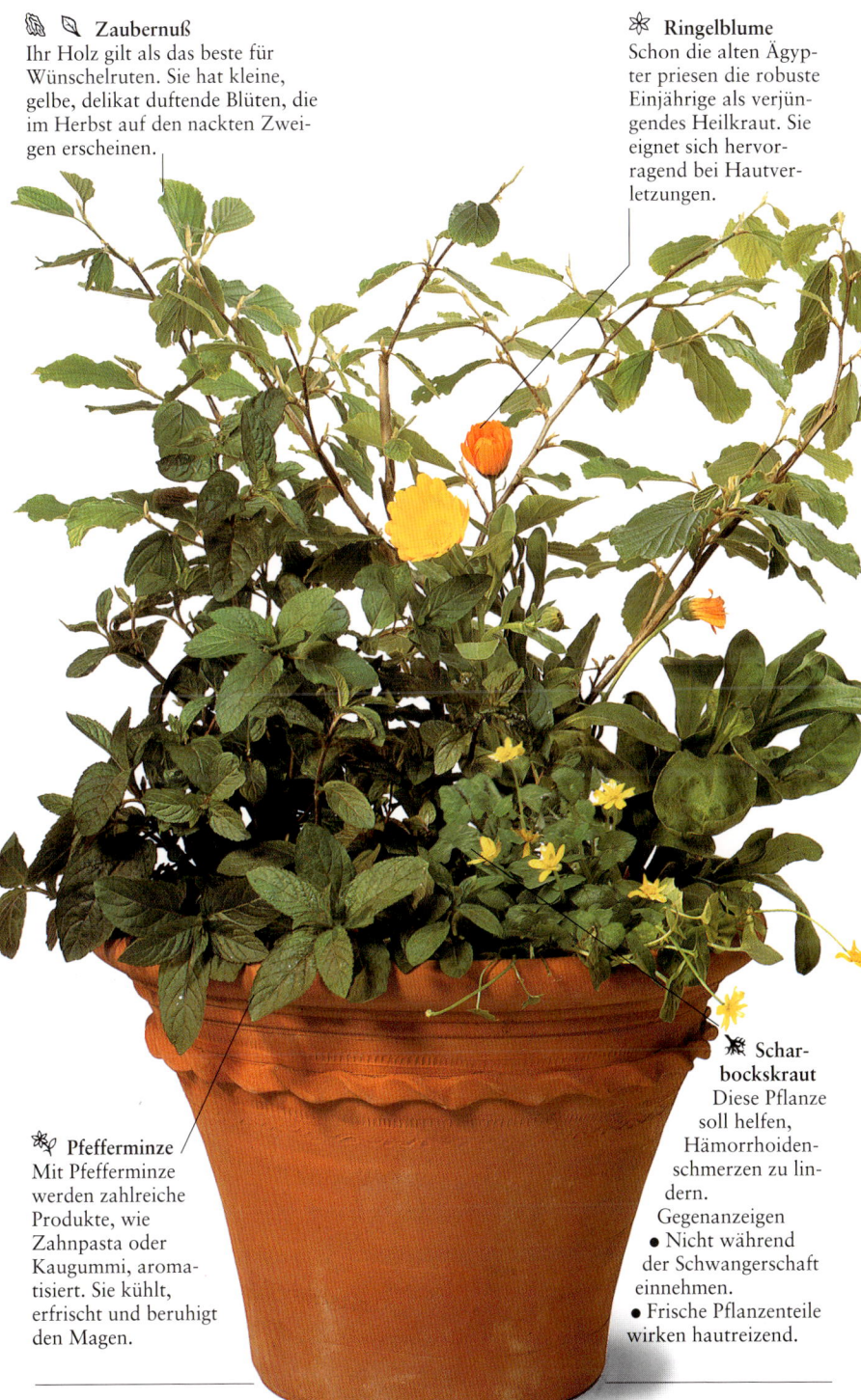

Pfefferminze
Mit Pfefferminze
werden zahlreiche
Produkte, wie
Zahnpasta oder
Kaugummi, aroma-
tisiert. Sie kühlt,
erfrischt und beruhigt
den Magen.

**Schar-
bockskraut**
Diese Pflanze
soll helfen,
Hämorrhoiden-
schmerzen zu lin-
dern.
Gegenanzeigen
● Nicht während
der Schwangerschaft
einnehmen.
● Frische Pflanzenteile
wirken hautreizend.

STRESS

Diese Kräuter sorgen auf unterschiedliche Weise für Entspannung bei Streß. Helmkraut reduziert mentale Unruhe, während Echter Ziest Ängste und Kopfschmerzen lindert. Echte Kamille und Melisse beruhigen nervöse Mägen, und Lavendel wirkt anregend.

Informationen zum Topf

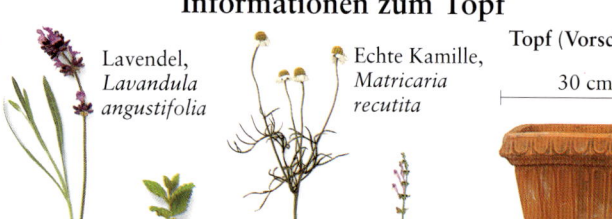

Kräuter

Lavendel,
*Lavandula
angustifolia*

Echte Kamille,
*Matricaria
recutita*

Topf (Vorschlag)

30 cm

30 cm

Echter Ziest,
*Stachys
officinalis*

Helmkraut,
*Scutellaria
lateriflora*

Melisse,
*Melissa
officinalis*

Pflanzung und Dünger
- 20 Liter Pflanzerde
- Mineralischer oder organischer Pflanzendünger

Kultur

Beginnen Sie mit der Aussaat von Kamille (S. 80); zwei pro Topf. Ergänzen Sie eine Melisse, zwei Helmkraut, zwei Ziest und drei Lavendel.
Standort: sonniger Platz.
Gießen: täglich bei heißem Wetter.
Düngen: monatlich im Sommer.
Pflege: Melisse und Lavendel werden zurückgeschnitten; die Blüten der Kamille entfernt.

Ernte: Blüten der Kamille nach dem Austreiben; Kraut von Ziest, Helmkraut und Melisse nach Bedarf; Lavendelkraut vor Öffnung der Blüten.
Vermehren: Lavendel über Stecklinge (S. 82) und Melisse über bewurzelte Sprosse (S. 83); Tochterpflänzchen von Ziest; Helmkraut wird geteilt (S. 83). Sammeln Sie im Herbst Kamillensamen (Aussaat im Frühling; S. 80).

Rezepte

Tee bei nervöser Erschöpfung
Tee (S. 88) für einen ruhigen Schlaf. Auf eine Tasse kochendes Wasser eine Handvoll frische Kamillenblüten und einen kleinen Zweig Lavendel (oder je einen Teelöffel getrockneter Kräuter). Abseihen und dreimal täglich über mehrere Wochen.

Beruhigender Tee
Bereiten Sie eine Kanne Tee (S. 88) mit je einem Zweig Echter Ziest, Helmkraut und Melisse, und fügen Sie einen Blütenstand Lavendel hinzu. Füllen Sie mit kochendem Wasser auf. Dreimal täglich eine Tasse, insbesondere bei Angstgefühlen.

Ziest
Mit seinen dunkel-
grünen Blättern und
rötlichlila Blüten
fügt sich der Ziest
gut in dieses Arran-
gement ein.

Melisse
Die buschige
Melisse zieht mit
dem Zitronenduft
ihrer Blätter und
den Blüten die Bie-
nen an.

Echte Kamille
Die Kamille ist eine
einjährige Pflanze.
Medizinisch wirk-
sam sind die gelben,
duftenden Blüten-
stände.

Helmkraut
Mit dieser hübschen
und schädlingsresi-
stenten Pflanze
kurierten die ameri-
kanischen Indianer
die Tollwut.

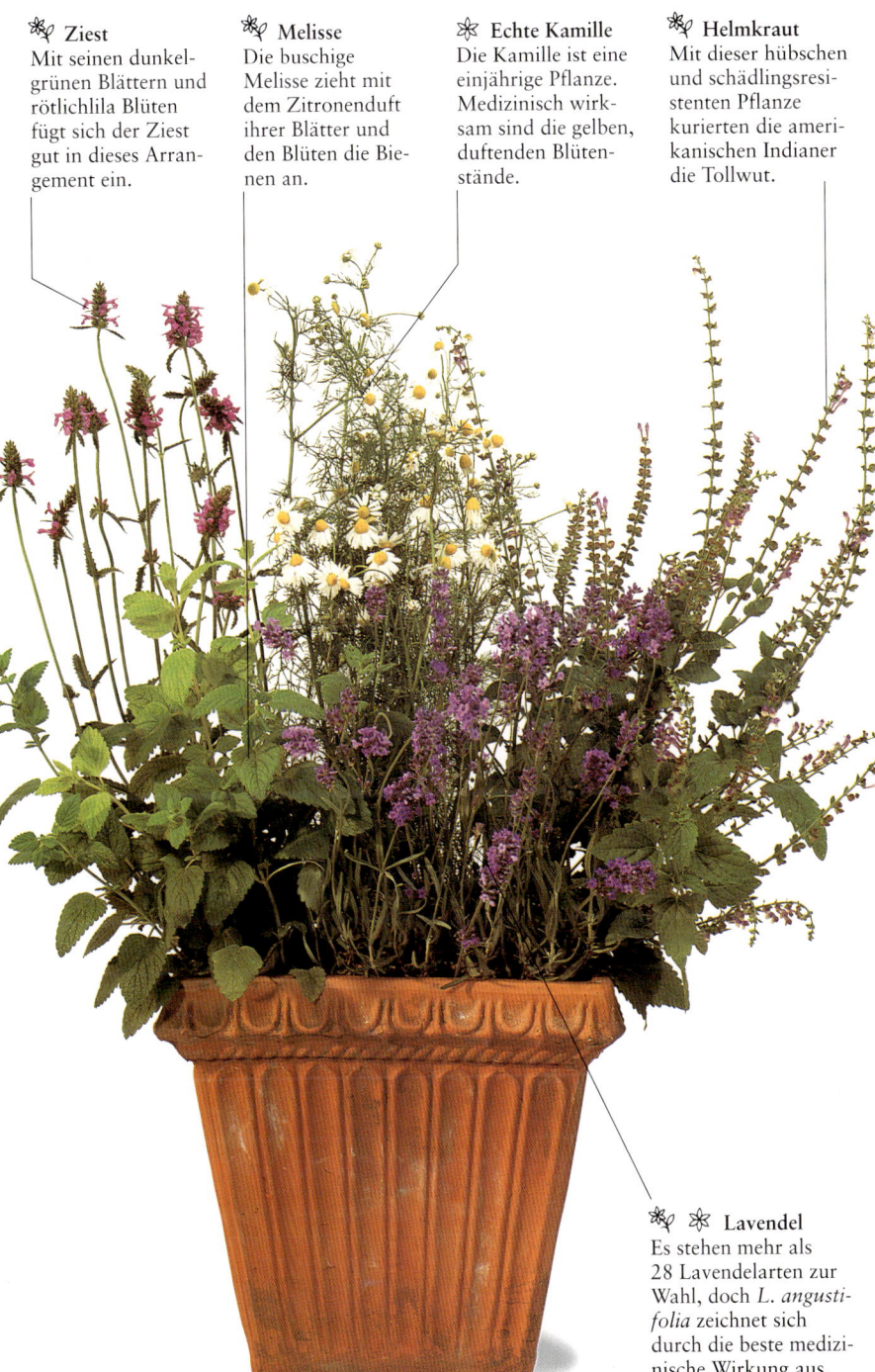

Lavendel
Es stehen mehr als
28 Lavendelarten zur
Wahl, doch *L. angusti-
folia* zeichnet sich
durch die beste medizi-
nische Wirkung aus.

SCHLAFLOSIGKEIT

Kamille beruhigt das Verdauungssystem und läßt sich gut mit Hopfen kombinieren, der beruhigende ätherische Öle enthält. Schlafmützchen ist ein mildes Schmerzmittel, und Baldrian schenkt ohne Nachwirkungen tiefen Schlaf.

Informationen zum Topf

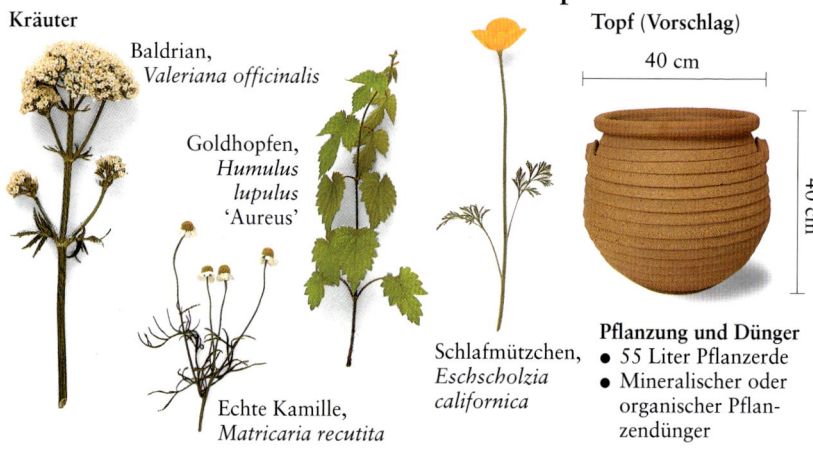

Kräuter

Baldrian,
Valeriana officinalis

Goldhopfen,
Humulus lupulus
'Aureus'

Echte Kamille,
Matricaria recutita

Schlafmützchen,
Eschscholzia californica

Topf (Vorschlag)

40 cm

40 cm

Pflanzung und Dünger
● 55 Liter Pflanzerde
● Mineralischer oder organischer Pflanzendünger

Kultur

Pflanzen Sie vier Kamillepflanzen, einen weiblichen Hopfen und zwei Baldrian. Da Hopfen frühestens nach drei Jahren blüht, müssen Sie eine reife Pflanze kaufen. Schlafmützchen einfach im Frühling aussäen (S. 80).
Standort: sonniger Platz.
Gießen: täglich bei heißem Wetter.
Düngen: alle zwei Wochen im Sommer.
Pflege: werden die Blüten regelmäßig entfernt, treibt die Kamille neue Blüten aus.
Ernte: Kamillenblüten, sobald sie austreiben; Kraut des Schlafmützchens nach Bedarf. Pflücken Sie Hopfenblüten („Dolden") nach dem Austreiben, und graben Sie die Baldrianwurzeln im Herbst aus.
Vermehren: Sammeln Sie Samen von Schlafmützchen und Kamille im Herbst (Aussaat im Frühling). Baldrian und Hopfen werden ausgetopft und die Wurzeln sorgfältig getrennt. Hopfen wird neu eingepflanzt und Baldrian geteilt (S. 83). Mindestens drei Jahre alter Hopfen wird über bewurzelte Seitentriebe vermehrt (S. 83).

Rezepte

Schlaftee
Gegenanzeige siehe Nebenseite.
Bereiten Sie einen Tee aus einem Teelöffel getrockneter Kamillenblüten und zwei bis drei Hopfendolden auf eine Tasse kochendes Wasser; eine Tasse vor dem Schlafengehen trinken.

Abkochung für tiefen Schlaf
Gegenanzeige siehe rechts.
Abkochung (S. 89) aus 1 Teelöffel getrockneter Baldrianwurzel auf 200 ml Wasser; 1 Teelöffel Kamillenblüten dazu; abseihen. Schmerzen: 1 Teelöffel getrocknetes Schlafmützchenkraut zugeben.

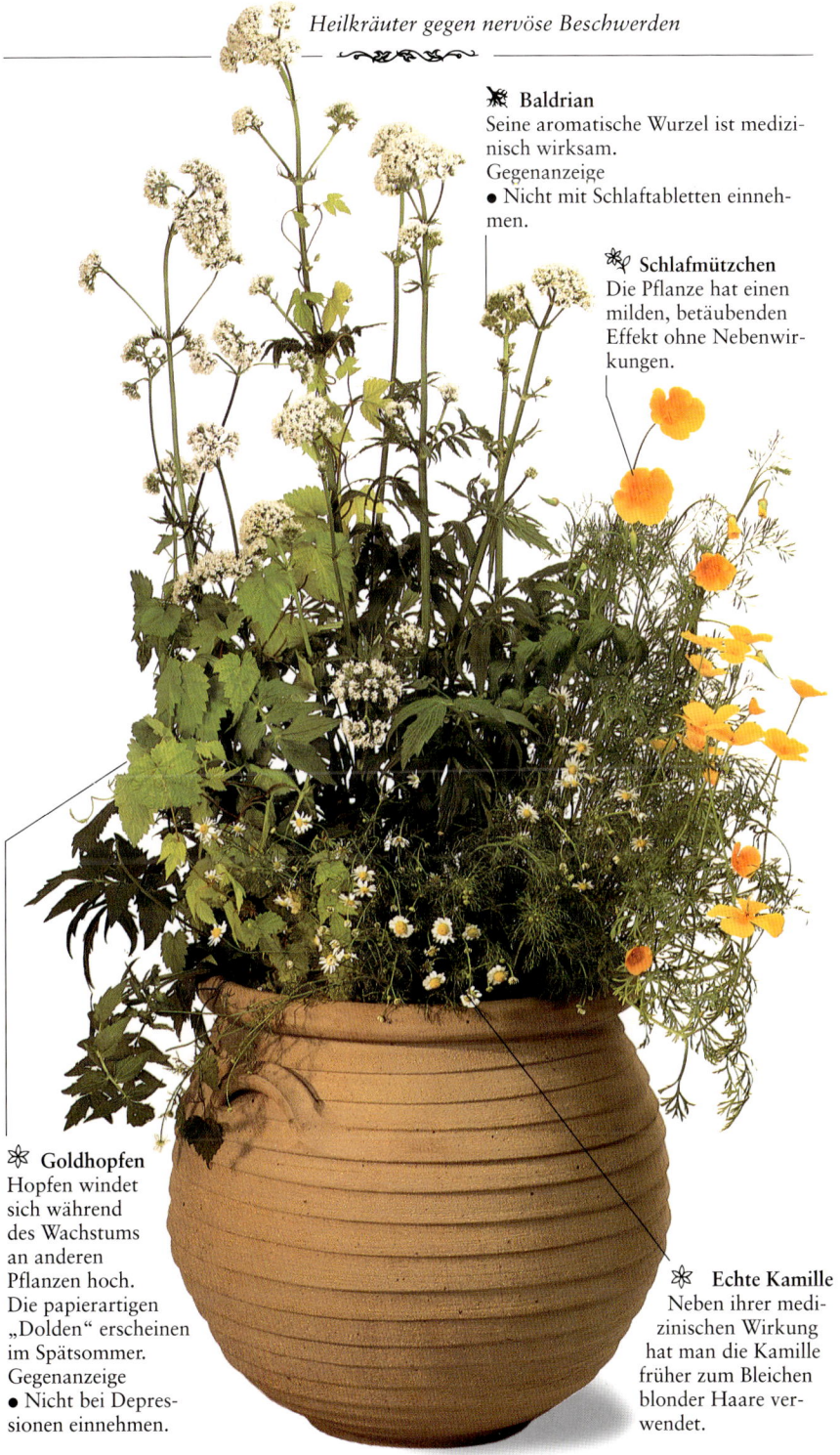

❋ **Baldrian**
Seine aromatische Wurzel ist medizinisch wirksam.
Gegenanzeige
● Nicht mit Schlaftabletten einnehmen.

❋ **Schlafmützchen**
Die Pflanze hat einen milden, betäubenden Effekt ohne Nebenwirkungen.

❋ **Goldhopfen**
Hopfen windet sich während des Wachstums an anderen Pflanzen hoch. Die papierartigen „Dolden" erscheinen im Spätsommer.
Gegenanzeige
● Nicht bei Depressionen einnehmen.

❋ **Echte Kamille**
Neben ihrer medizinischen Wirkung hat man die Kamille früher zum Bleichen blonder Haare verwendet.

Depression

*Mit Hilfe dieser Kräuter können Sie trübe, depressive Stimmungen
aufhellen. Johanniskraut ist ein altes Heilmittel gegen Melancholie,
und Ziest stärkt das Nervensystem und löst Spannungen. Melisse und
Lavendel enthalten ätherische Öle, die zur Entspannung beitragen.*

Informationen zum Topf

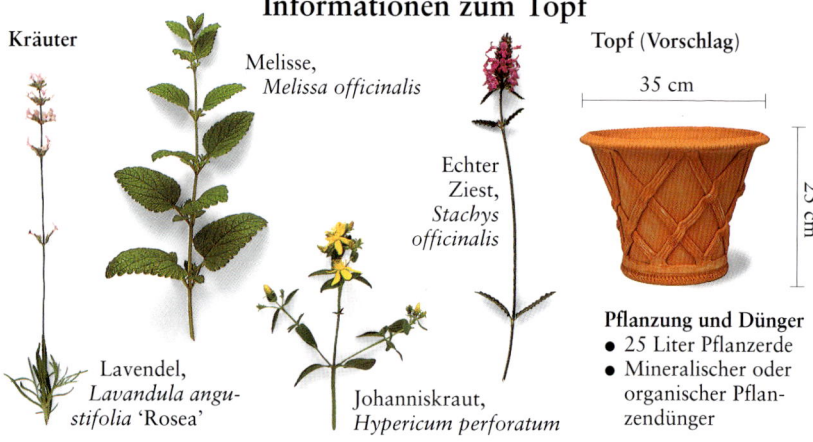

Kräuter

Melisse,
Melissa officinalis

Echter
Ziest,
*Stachys
officinalis*

Topf (Vorschlag)

35 cm

25 cm

Lavendel,
*Lavandula angu-
stifolia* 'Rosea'

Johanniskraut,
Hypericum perforatum

Pflanzung und Dünger
● 25 Liter Pflanzerde
● Mineralischer oder
organischer Pflan-
zendünger

Kultur

Pflanzen Sie eine Melisse und drei Lavendel. Wir schlagen die Lavendelsorte
'Rosea' wegen ihrer attraktiven rosa Blüten vor. Ergänzen Sie zwei Johanniskraut-
und zwei Ziestpflanzen.
Standort: sonniger Platz.
Gießen: täglich bei heißem, trockenem
Wetter.
Düngen: sechs Wochen nach der Pflanzung und dann alle zwei Wochen bis zum
Herbst.

Pflege: alle Pflanzen zurückschneiden.
Ernte: Johanniskraut zur Blütezeit; das
Kraut von Melisse und Ziest nach Bedarf.
Pflücken Sie Lavendelblüten, wenn sie
sich öffnen.
Vermehren: Lavendel über Stecklinge
(S. 82). Schneiden Sie von der Melisse einige
kräftige bewurzelte Sprosse ab (S. 83), und
pflanzen Sie sie neu ein. Setzen Sie Tochterpflänzchen des Ziests neu ein; Johanniskraut wird geteilt (S. 83).

Rezepte

Entspannungstee
Bereiten Sie einen Tee (S. 88) mit
einem großen Zweig Melisse auf eine
Tasse kochendes Wasser. Geben Sie
einen Teelöffel Lavendelblüten zu.
Tee bei schwerem Kopf
Bereiten Sie einen Tee (S. 88) aus
drei Blättern bzw. einem Teelöffel Blüten
Ziest auf eine Tasse kochendes Wasser.

Trinken Sie gegen dumpfen Kopfschmerz,
der häufig Depressionen begleitet, je nach
Bedarf eine Tasse am Morgen.
Aufmunternde Tinktur
Gegenanzeige siehe Nebenseite.
Stellen Sie aus Johanniskraut eine Tinktur her (S. 90). Dreimal täglich einen
halben Teelöffel (drei Wochen lang;
nicht länger als zwei Monate).

❀ Johanniskraut
Dieses alte Heilkraut
gegen Melancholie sollte
böse Geister vertreiben,
wenn man es vor der
Haustür einpflanzte.
Gegenanzeige
● Wirkt bei langer
Anwendung photosensi-
bilisierend.

❀ Melisse
Früher galt die Melisse
als probates Heilmittel
bei Störungen des Ner-
vensystems.

❀ Echter Ziest
Die Kelten nannten dieses
Heilkraut „beu" und
„ton" („Kopf" und
„gut", engl. betony). Es
gehörte in jeden Kloster-
garten.

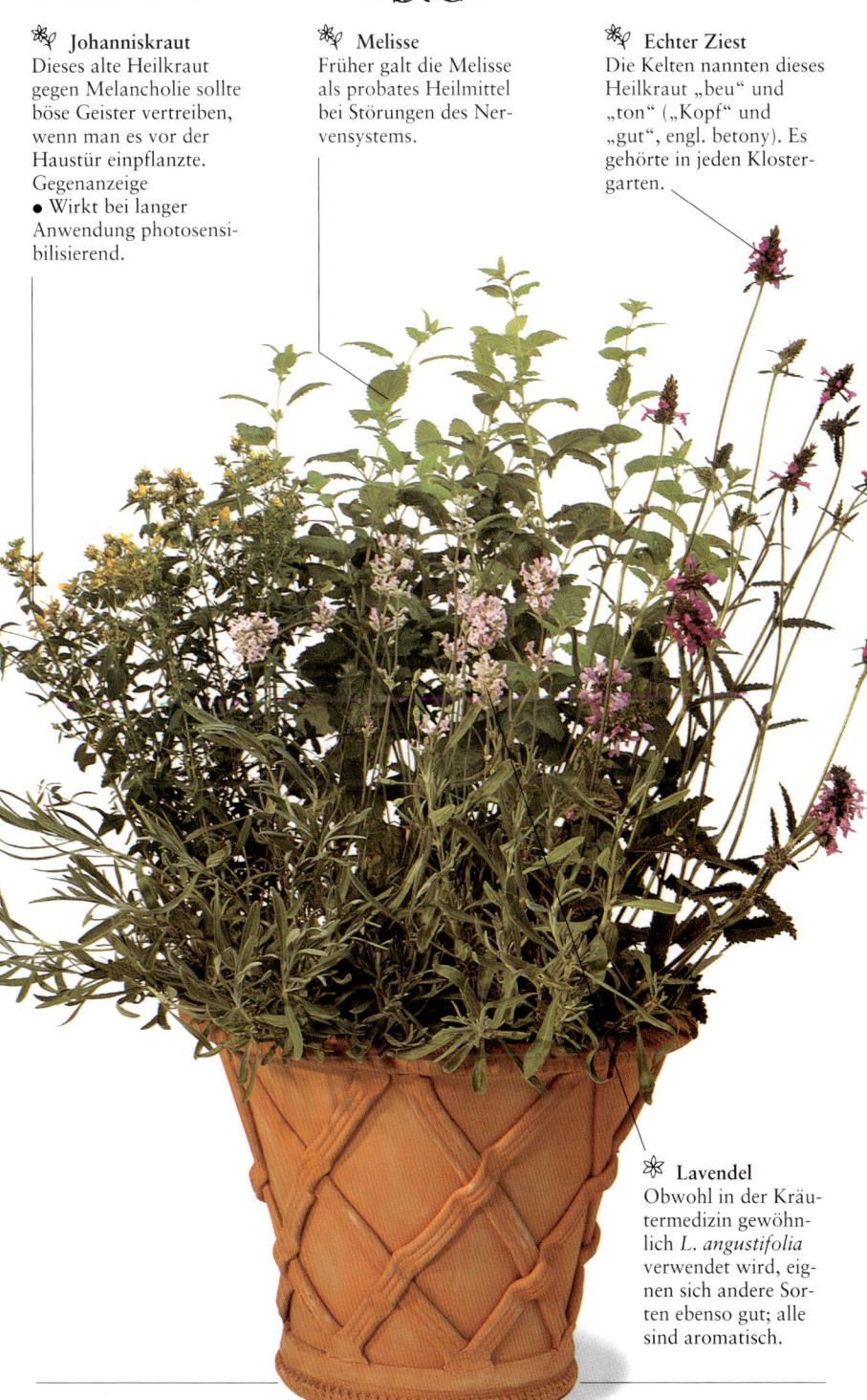

❀ Lavendel
Obwohl in der Kräu-
termedizin gewöhn-
lich *L. angustifolia*
verwendet wird, eig-
nen sich andere Sor-
ten ebenso gut; alle
sind aromatisch.

Viruserkrankungen der Haut

Viruserkrankungen der Haut werden durch Herpesinfektionen verursacht und durch Streß gefördert. Am besten sofort behandeln! Melisse wirkt anti-viral, während Ringelblume und Knoblauch Infektionen hemmen. Sonnenhut fördert die Abwehrkräfte (Immunsystem) des Körpers.

Informationen zum Topf

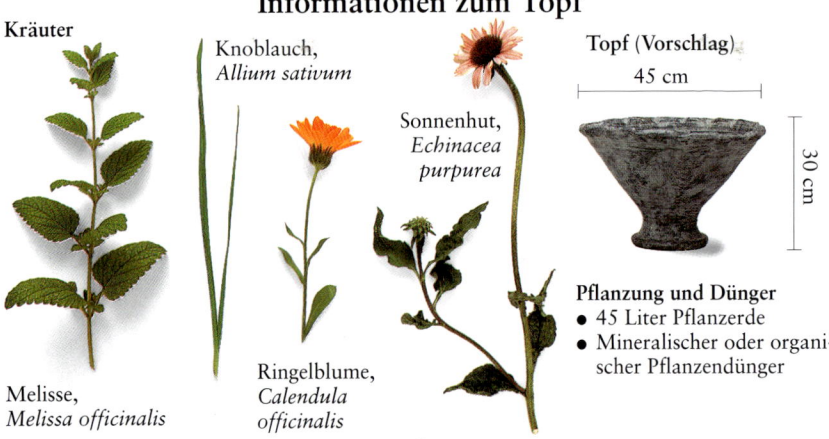

Kräuter

Knoblauch,
Allium sativum

Sonnenhut,
*Echinacea
purpurea*

Topf (Vorschlag)
45 cm

30 cm

Melisse,
Melissa officinalis

Ringelblume,
*Calendula
officinalis*

Pflanzung und Dünger
- 45 Liter Pflanzerde
- Mineralischer oder organischer Pflanzendünger

Kultur

Pflanzen Sie sechs Knoblauchzwiebeln im Herbst; daraus wachsen im Frühling die Pflanzen. Alternativ können Sie im Frühling vier Pflanzen beziehen. Kaufen Sie je einen Sonnenhut und eine Melisse und mindestens vier Ringelblumen (lassen sich auch aus Samen ziehen; S. 80).
Standort: sonniger Platz.
Gießen: täglich bei heißem, trockenem Wetter.
Düngen: alle zwei Wochen im Sommer.
Pflege: schneiden Sie die Melisse zurück.

Entfernen Sie Verblühtes bei Sonnenhut und Ringelblume.
Ernte: sammeln Sie Melissenblätter nach Bedarf und die Blüten der Ringelblume nach dem Öffnen. Graben Sie die Wurzel des Sonnenhutes im Herbst, Knoblauchzwiebeln im Sommer oder Herbst aus.
Vermehren: Melisse über bewurzelte Sprosse (S. 83); Knoblauchzehen im Herbst stecken. Ringelblumensamen sammeln (Aussaat im Frühling; S. 80); Sonnenhut teilen, wenn die Pflanze kräftig genug ist (S. 83).

Rezepte

Abkochung zur Vorbeugung
Bereiten Sie eine Abkochung (S. 89) aus Sonnenhutwurzel zu. Geben Sie ein bis zwei Teelöffel auf 500 ml Wasser, und fügen Sie drei Köpfe der Ringelblume hinzu; abkühlen lassen, abseihen und vorbeugend bei Streß dreimal täglich eine Tasse trinken.

Melissenbalsam
Drücken Sie den Saft eines Melissenblattes direkt auf der Haut aus.

Knoblauchbalsam
Schneiden Sie eine Knoblauchzehe durch, und drücken Sie den Saft bei den ersten Anzeichen auf die betreffende Stelle.

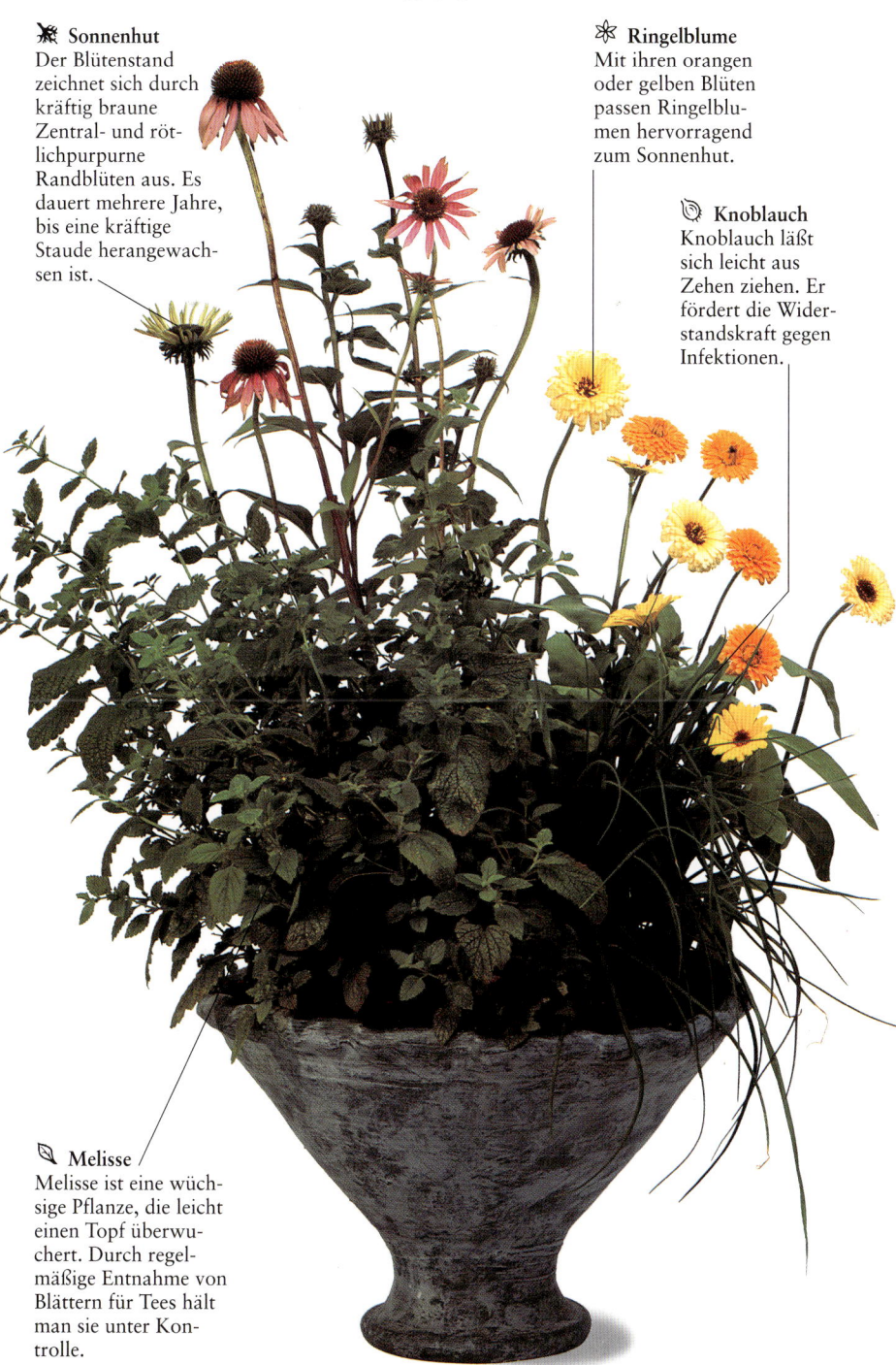

Sonnenhut
Der Blütenstand zeichnet sich durch kräftig braune Zentral- und rötlichpurpurne Randblüten aus. Es dauert mehrere Jahre, bis eine kräftige Staude herangewachsen ist.

Ringelblume
Mit ihren orangen oder gelben Blüten passen Ringelblumen hervorragend zum Sonnenhut.

Knoblauch
Knoblauch läßt sich leicht aus Zehen ziehen. Er fördert die Widerstandskraft gegen Infektionen.

Melisse
Melisse ist eine wüchsige Pflanze, die leicht einen Topf überwuchert. Durch regelmäßige Entnahme von Blättern für Tees hält man sie unter Kontrolle.

Fusspilz

Fußpilz ist ein lästiges Leiden. Es wird durch einen Pilz verursacht, der sich an warmen, feuchten Orten wohlfühlt. Ringelblumen wirken antiseptisch und bekämpfen Pilzbefall, während Thymian eine deutlich keimtötende Wirkung entfaltet.

Informationen zum Topf

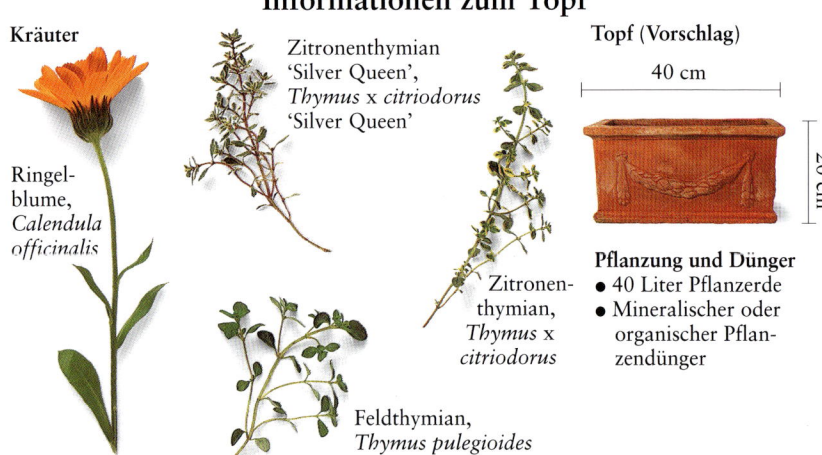

Kräuter

Ringel-
blume,
*Calendula
officinalis*

Zitronenthymian
'Silver Queen',
Thymus x *citriodorus*
'Silver Queen'

Zitronen-
thymian,
Thymus x
citriodorus

Feldthymian,
Thymus pulegioides

Topf (Vorschlag)

40 cm

20 cm

Pflanzung und Dünger
• 40 Liter Pflanzerde
• Mineralischer oder
  organischer Pflan-
  zendünger

Kultur

Pflanzen Sie drei Thymianformen. Ergänzen Sie sechs bis sieben Ringelblumen (Aussaat im Frühling oder Kauf).
Standort: sonniger Platz; alle Pflanzen vertragen starke Sonne.
Gießen: täglich bei sehr heißem, trockenem Wetter.
Düngen: zwei- bis dreimal während des Sommers mit verdünnter Düngerlösung.
Pflege: Thymian regelmäßig beernten; durch Beschneiden in Form halten. Bei Ringelblumen Verblühtes entfernen (regt neue Blüten an).
Ernte: Thymiankraut nach Bedarf; Blüten der Ringelblume, sobald sie sich öffnen.
Vermehren: Thymian wird gegen Ende der Vegetationsperiode aus dem Topf genommen und der Wurzelballen geteilt (S. 83). Sammeln Sie den Samen der Ringelblume im Herbst (Aussaat im Frühling; S. 80).

Rezepte

Thymian- und Ringelblumen-Tee
Zur Bekämpfung von innen bereiten Sie einen Tee (S. 88) aus einem Zweig Thymian und einem Blütenkopf der Ringelblume auf eine Tasse kochendes Wasser. Dreimal täglich eine Tasse.

Ringelblumencreme
Erhitzen Sie drei bis vier Blütenköpfe in etwa 30 g Basiscreme (S. 92).

Rühren Sie so lange, bis die Creme orange wird; in ein Glas abseihen, abkühlen lassen und dreimal täglich anwenden.

Waschung mit Ringelblumen
Stellen Sie aus den Blüten (auch die äußeren, grünen Hüllblätter verwenden) einen einfachen Aufguß her (S. 88). Abkühlen lassen und die betroffenen Füße mehrfach darin waschen.

❀ Feldthymian
Dieser Thymian, auch Quendel genannt, kommt auch wild vor. Er ist medizinisch besonders wirksam.

❀ Zitronenthymian 'Silver Queen'
'Silver Queen' ist eine recht neue Sorte mit unregelmäßiger, silberner Zeichnung und starkem Zitronenduft.

❀ Ringelblume
Die attraktive Ringelblume darf in keiner Heilkräutersammlung fehlen.

❀ Zitronenthymian
Mit seinen zierlichen, silbrigen Blättern bildet der Zitronenthymian einen reizvollen Kontrast zur Ringelblume.

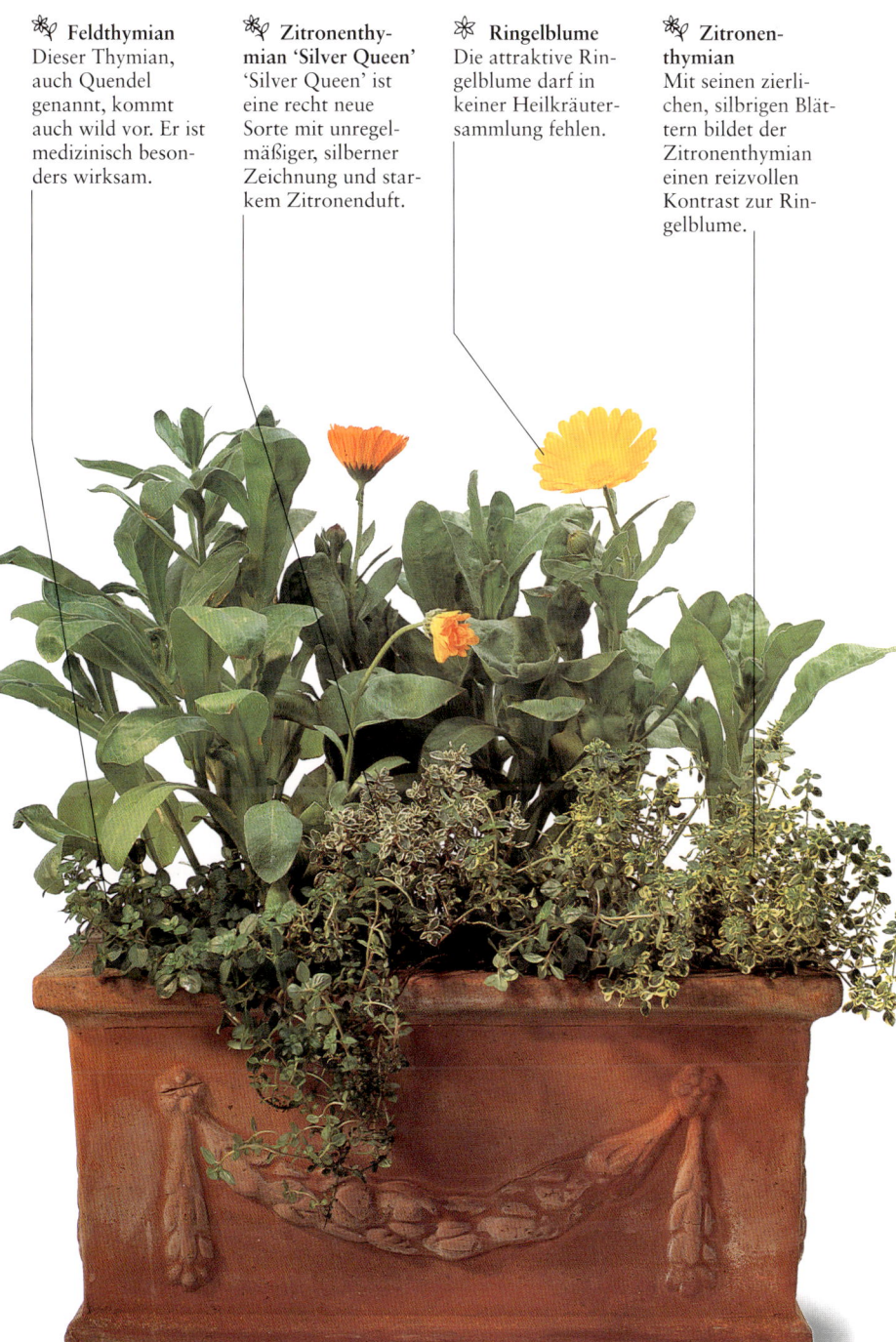

EKZEME

Diese Heilpflanzen reinigen das Blut und sollen helfen, Giftstoffe aus dem Körper zu entfernen. Vogelmiere und Erdrauch wirken zudem kühlend und helfen bei entzündeter, gereizter Haut, während Wiesenklee die Haut pflegt.

Informationen zum Topf

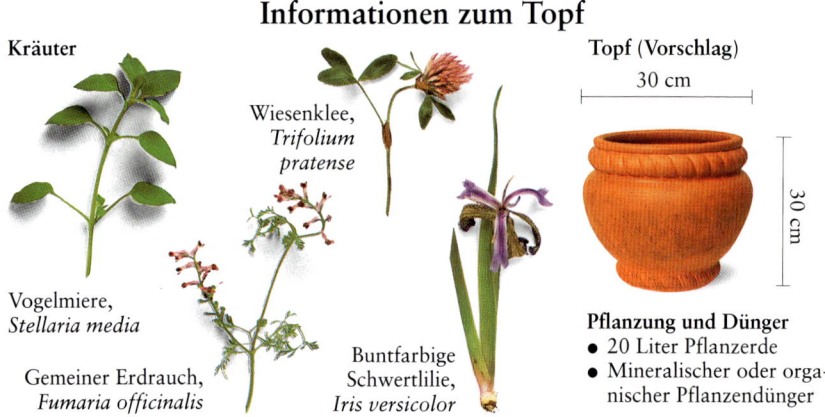

Kräuter

Wiesenklee,
Trifolium pratense

Vogelmiere,
Stellaria media

Gemeiner Erdrauch,
Fumaria officinalis

Buntfarbige
Schwertlilie,
Iris versicolor

Topf (Vorschlag)

30 cm

30 cm

Pflanzung und Dünger
- 20 Liter Pflanzerde
- Mineralischer oder organischer Pflanzendünger

Kultur

Pflanzen Sie zwei bis drei Schwertlilien. Kaufen Sie je drei Pflanzen Erdrauch und Wiesenklee, oder ziehen Sie sie aus Samen an; setzten Sie dann je drei in den Topf um (S. 80). Anschließend Vogelmieresamen direkt auf die Topferde streuen und wässern.
Standort: sonniger Platz.
Gießen: regelmäßig bei heißem, trockenem Wetter.
Düngen: zweimal während des Sommers.
Pflege: Verblühtes bei der Schwertlilie entfernen.

Ernte: Kleeblüten nach dem Austreiben; Kraut von Erdrauch und Vogelmiere nach Bedarf.
Vermehren: Schneiden Sie zwei oder drei Rhizomstücke von der Buntfarbigen Schwertlilie mit Trieben ab, und pflanzen Sie sie wieder in den Topf (sie verschönern ihn mit blauen Blüten). Im Frühling werden einige Tochterpflänzchen des Klees entfernt und neu eingepflanzt (S. 83). Sammeln Sie Samen von Erdrauch und Vogelmiere für die Aussaat (S. 80).

Rezepte

Creme aus Vogelmiere
Erhitzen Sie eine Handvoll Vogelmierenkraut in drei Eßlöffeln Basiscreme (S. 92), bis sie grün wird; abseihen in ein Glas und diese Feuchtigkeitscreme nach Bedarf verwenden. Cremes, Waschungen und Öle aus Ringelblumen (S. 34, 46 und 58) eignen sich gleichfalls für ekzemgeplagte Haut.

Reinigungstee
Bereiten Sie einen Tee (S. 88) aus zwei Teelöffeln Kleeblüten und zwei Teelöffeln Erdrauchkraut. Dreimal täglich für mindestens einen Monat.

Die Verwendung von Schwertlilien-Rhizomen ist in Deutschland ungebräuchlich.

Schwertlilie
Diese Schwertlilie hat zierliche, lila-
blaue Blüten und glatte, bandförmige
Blätter, die zerdrückt süß duften.
Sie ziert diesen Topf. ⸻

✳ **Wiesenklee**
Obwohl dieser Klee im Garten nur
selten willkommen ist, sieht er in
einem Topf prächtig aus. Hier kann
sein Wachstum
eingedämmt werden.

✻ **Vogelmiere**
Der frische Saft dieser
Pflanze mildert Juckreiz.
Zerdrücken Sie einige
Blätter, und verreiben
Sie den Saft
auf der Haut.

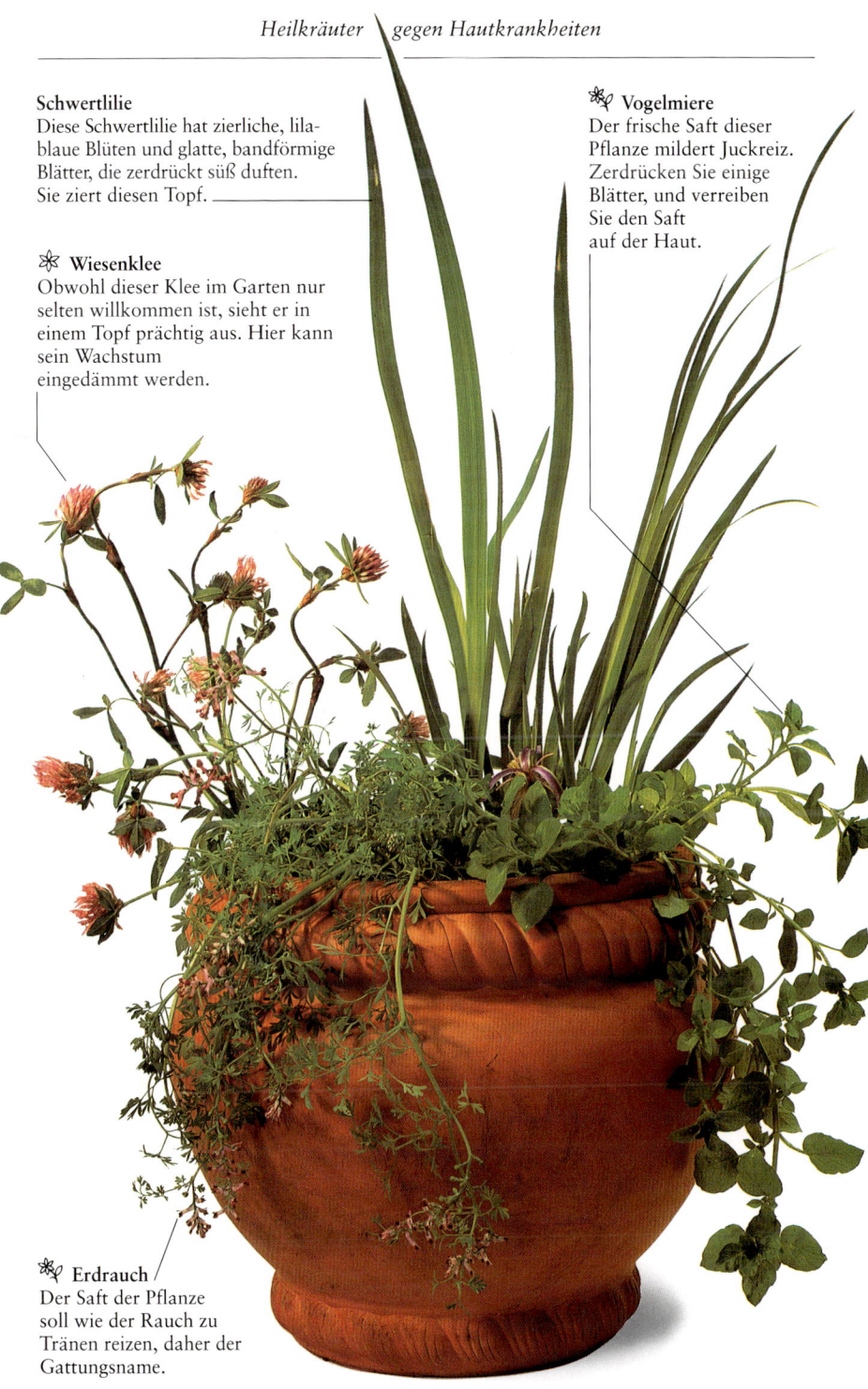

✻ **Erdrauch**
Der Saft der Pflanze
soll wie der Rauch zu
Tränen reizen, daher der
Gattungsname.

Arthritis und Gelenkschmerzen

Kräuterkundige glauben, daß sich Gelenke entzünden, wenn Gift-stoffe zu langsam im Körper kreisen. Diese Kräuter helfen: Petersilie und Wilde Möhre reinigen das Blut; Mutterkraut regt den Kreislauf an; Mädesüß wirkt entzündungshemmend und Dost stimulierend.

Informationen zum Topf

Kräuter

Dost,
*Origanum
vulgare*

Mädesüß,
*Filipendula
ulmaria*

Wilde
Möhre,
*Daucus
carota*

Topf (Vorschlag)

55 cm

35 cm

Krause
Petersilie,
*Petroselinum
crispum*

Goldenes Mutterkraut,
*Chrysanthemum
parthenium* 'Aureum'

Pflanzung und Dünger
- 80 Liter Pflanzerde
- Mineralischer oder
  organischer Pflan-
  zendünger

Kultur

Pflanzen Sie zwei Mädesüß und zwei Wilde Möhren. Ergänzen Sie ein Goldenes Mutterkraut. Petersilie und Dost dienen auch als Gewürze. Pflanzen Sie jeweils zwei.

Standort: Halbschatten.

Gießen: regelmäßig; verwenden Sie einen Untersetzer, um Austrocknen zu verhindern.

Düngen: ab Sommermitte monatlich.

Pflege: Alle Pflanzen sollten regelmäßig zurückgeschnitten werden.

Ernte: Pflücken Sie die krautigen Teile aller Pflanzen nach Bedarf.

Vermehren: Sammeln Sie die Samen von Mutterkraut (S. 80); teilen Sie die Wurzel-ballen von Dost und Mädesüß (S. 83). Petersilie und Möhre sind zweijährig; sammeln Sie den Samen im Herbst (gleich ausstreuen; S. 80).

Rezepte

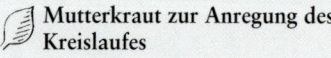

Mutterkraut zur Anregung des Kreislaufes
Gegenanzeigen siehe Nebenseite.
Legen Sie ein Blatt zwischen gebutterte Brotscheiben. Täglich.

Entwässernder Tee
Gegenanzeige siehe Nebenseite.
Bereiten Sie einen Tee (S. 88) aus je einem Zweig Petersilie und Wilder Möhre auf eine Tasse kochendes Wasser. Dreimal täglich eine Tasse zur Entgiftung.

Entzündungshemmender Tee
Gegenanzeige siehe Nebenseite.
Tee (S. 88) aus dem Kraut von Mäde-süß; fast kochendes Wasser verwenden. Dreimal täglich trinken.

Kalt extrahiertes Dostöl
Stellen Sie ein kalt extrahiertes Öl (S. 91) aus den krautigen Teilen von Dost her (in Weizenkeimöl). Reiben Sie damit schmerzende Gelenke ein, um die Blutzirkulation anzuregen.

Goldenes Mutterkraut
Gegenanzeigen
● Kann zu Geschwüren im
Mund führen.
● Nicht verwenden, wenn
Sie gerinnungsfördernde
Medikamente
einnehmen.

Mädesüß
Gegenanzeige
● Nicht verwenden bei
Aspirin-Allergie.

Dost
Wird er kräftig
zurückgeschnitten,
treibt der Dost
dichte rosa Blüten
und frische grüne
Blätter.

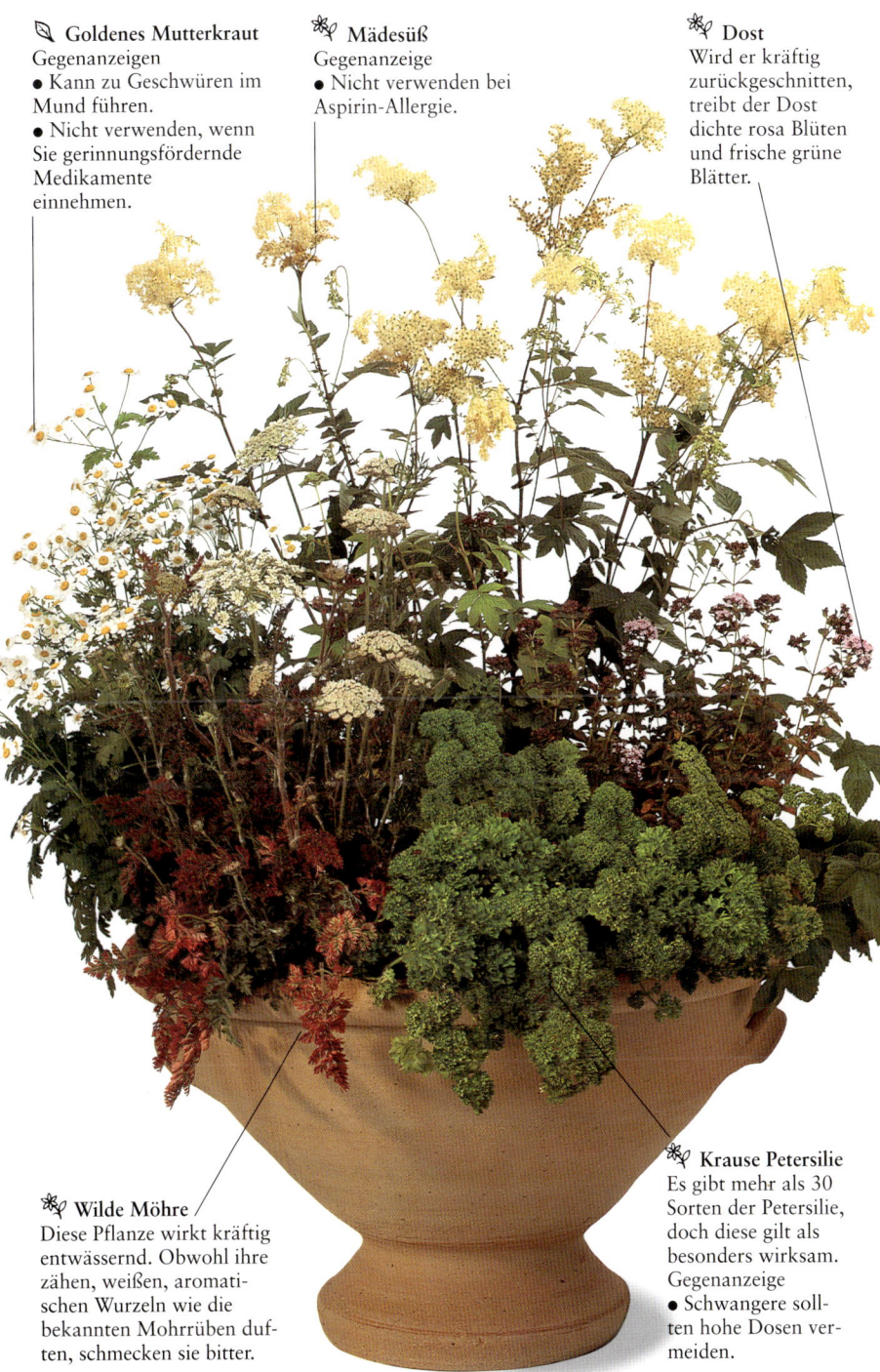

Wilde Möhre
Diese Pflanze wirkt kräftig
entwässernd. Obwohl ihre
zähen, weißen, aromati-
schen Wurzeln wie die
bekannten Mohrrüben duf-
ten, schmecken sie bitter.

Krause Petersilie
Es gibt mehr als 30
Sorten der Petersilie,
doch diese gilt als
besonders wirksam.
Gegenanzeige
● Schwangere soll-
ten hohe Dosen ver-
meiden.

KOPFSCHMERZEN

Mutterkraut lindert die Folgen von Migräne, und Eisenkraut hilft bei Menstruations- und heftigen Kopfschmerzen. Helmkraut und Ziest sind nervenstärkend mit besonderer Wirkung auf den Kopf. Rosmarin soll die Blutversorgung des Kopfes verbessern.

Informationen zum Topf

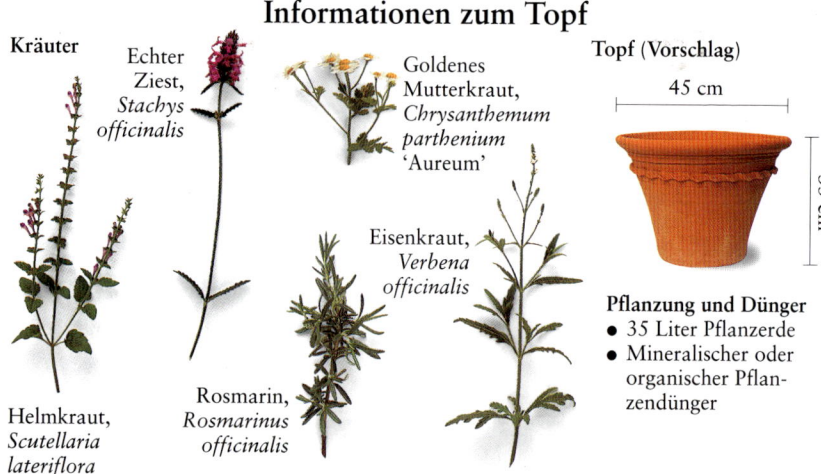

Kräuter

Echter Ziest, *Stachys officinalis*

Goldenes Mutterkraut, *Chrysanthemum parthenium* 'Aureum'

Eisenkraut, *Verbena officinalis*

Helmkraut, *Scutellaria lateriflora*

Rosmarin, *Rosmarinus officinalis*

Topf (Vorschlag)

45 cm

35 cm

Pflanzung und Dünger
- 35 Liter Pflanzerde
- Mineralischer oder organischer Pflanzendünger

Kultur

Beginnen Sie mit der Aussaat von Mutterkraut, oder kaufen Sie zwei Pflanzen. Dazu ein Ziest, ein Eisenkraut, ein Helmkraut und ein großer Rosmarin.
Standort: ein Platz, der insbesondere während der Tageshitze Schatten bietet.
Gießen: täglich bei heißem, trockenem Wetter; vor allem Ziest und Eisenkraut dürfen keinesfalls austrocknen.
Düngen: monatlich im Sommer.

Pflege: schneiden Sie Triebe und Verblühtes zurück. Bei Mutterkraut Spitzentriebe entfernen, um die Verzweigung anzuregen.
Ernte: krautige Teile und Blätter von Mutterkraut, Rosmarin, Helmkraut, Ziest und Eisenkraut nach Bedarf.
Vermehren: Ziest über Tochterpflänzchen (S. 83); Mutterkraut über Samen (S. 80); Stecklinge vom Rosmarin (S. 82); teilen Sie Helmkraut und Eisenkraut (S. 83).

Rezepte

Tee gegen Streß-Kopfschmerzen
Bereiten Sie einen Tee (S. 88) mit den Blättern eines Zweiges Rosmarin und drei Ziestblättern auf eine Tasse kochendes Wasser. Um die ätherischen Öle zurückzuhalten, halten Sie den Topf bedeckt. Dieser Tee befreit den Kopf. Ein- oder zweimal täglich eine Tasse, um die Spannung zu lösen.

Mutterkraut gegen Migräneanfälle
Gegenanzeigen siehe Nebenseite. Essen Sie bei den kleinsten Anzeichen ein Brot, wie auf S. 38 beschrieben.

Tinktur gegen Kopfschmerzen
Stellen Sie eine Tinktur zu gleichen Teilen aus Eisenkraut und Helmkraut her (S. 90). Nehmen Sie einen Teelöffel bis dreimal täglich.

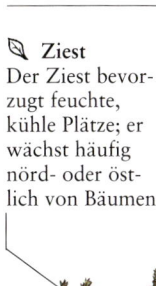

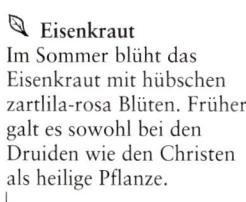

🖎 Ziest
Der Ziest bevor-
zugt feuchte,
kühle Plätze; er
wächst häufig
nörd- oder öst-
lich von Bäumen.

🖎 Eisenkraut
Im Sommer blüht das
Eisenkraut mit hübschen
zartlila-rosa Blüten. Früher
galt es sowohl bei den
Druiden wie den Christen
als heilige Pflanze.

🖎 Mutterkraut
Gegenanzeigen
● Kann zu Geschwüren im Mund
führen.
● Nicht zu verwenden, wenn Sie gerin-
nungsfördernde Medikamente einnehmen.

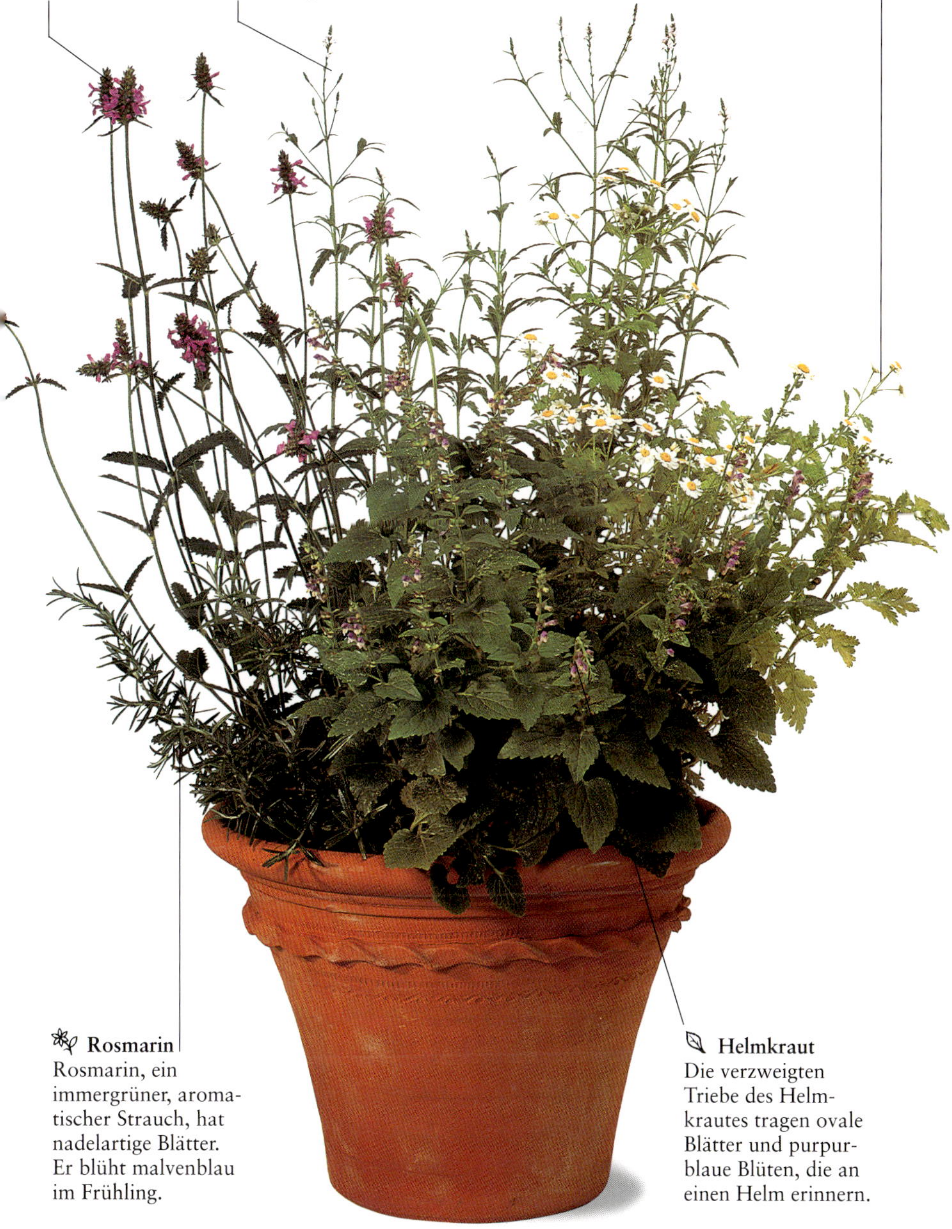

🌿 Rosmarin
Rosmarin, ein
immergrüner, aroma-
tischer Strauch, hat
nadelartige Blätter.
Er blüht malvenblau
im Frühling.

🖎 Helmkraut
Die verzweigten
Triebe des Helm-
krautes tragen ovale
Blätter und purpur-
blaue Blüten, die an
einen Helm erinnern.

Unregelmässige Menstruation und PM

Sowohl Frauenmantel als auch Weiße Taubnessel werden traditionell bei Frauenleiden verwendet. Werden sie über einige Monate eingenommen, sollen sie helfen, die Monatsblutungen zu stabilisieren. Die Samen der Nachtkerze reduzieren die Schmerzen vor der Menstruation.

Informationen zum Topf

Kräuter

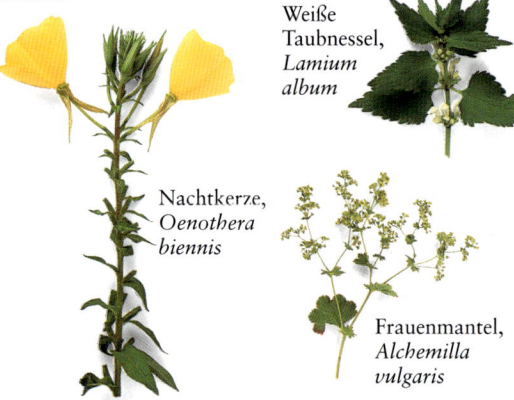

Weiße Taubnessel, *Lamium album*

Nachtkerze, *Oenothera biennis*

Frauenmantel, *Alchemilla vulgaris*

Topf (Vorschlag)

50 cm

40 cm

Pflanzung und Dünger
- 85 Liter Pflanzerde
- Mineralischer oder organischer Pflanzendünger

Kultur

Pflanzen Sie zwei Nachtkerzen, und ergänzen Sie zwei Frauenmantel. Ziehen Sie Taubnessel aus Samen (vier Pflanzen, S. 80).
Standort: sonniger Platz.
Gießen: täglich bei heißem, trockenem Wetter.
Düngen: ab Frühsommer alle zwei Wochen.
Pflege: schneiden Sie Taubnessel und Frauenmantel für den Gebrauch als Heilkraut. Halten Sie Nachtkerzen frei von Blattläusen (S. 84).

Ernte: Kraut von Frauenmantel und Taubnessel nach Bedarf. Sammeln Sie den Samen der Nachtkerze zum Ende der Vegetationsperiode (S. 87).
Vermehren: Taubnessel über einige bewurzelte Sprosse (S. 83). Nachtkerzen können aus Samen (Herbst) gezogen werden; als Zweijährige blühen sie jedoch erst im übernächsten Jahr, daher können Sie auch neue Pflanzen kaufen. Frauenmantel wird geteilt (S. 83) oder aus Samen gezogen (S. 80).

Rezepte

Nachtkerzen als Gewürzzusatz
Sobald die Nachtkerze Fruchtkapseln gebildet hat und die Samen getrocknet sind, werden der Stengel abgeschnitten und die Samen in eine Papiertüte geschüttet. Geben Sie einige Samen in die Pfeffermühle oder direkt zum Essen; vorbeugend gegen Schmerzen vor der Menstruation.

 Tee gegen unregelmäßige Monatsblutungen
Gegenanzeige siehe Nebenseite.
Bereiten Sie einen Tee (S. 88) aus einem Blatt Frauenmantel und einem Zweig Taubnessel auf eine Tasse Wasser; zweimal täglich eine Tasse (drei Monate lang). Tinktur (S. 90): drei Monate lang zweimal täglich einen Teelöffel.

Frauenmantel

Frauenmantel gehört zu den Pflanzen, die sich auch ohne Bestäubung vermehren können. Er sät sich leicht selbst aus.

Gegenanzeige
● Schwangere sollten das Kraut nicht verwenden.

Nachtkerze

Die zitronengelben, duftenden Blüten dieser herrlichen Pflanze öffnen sich gegen Abend. Ihre Samen enthalten ein Heilöl.

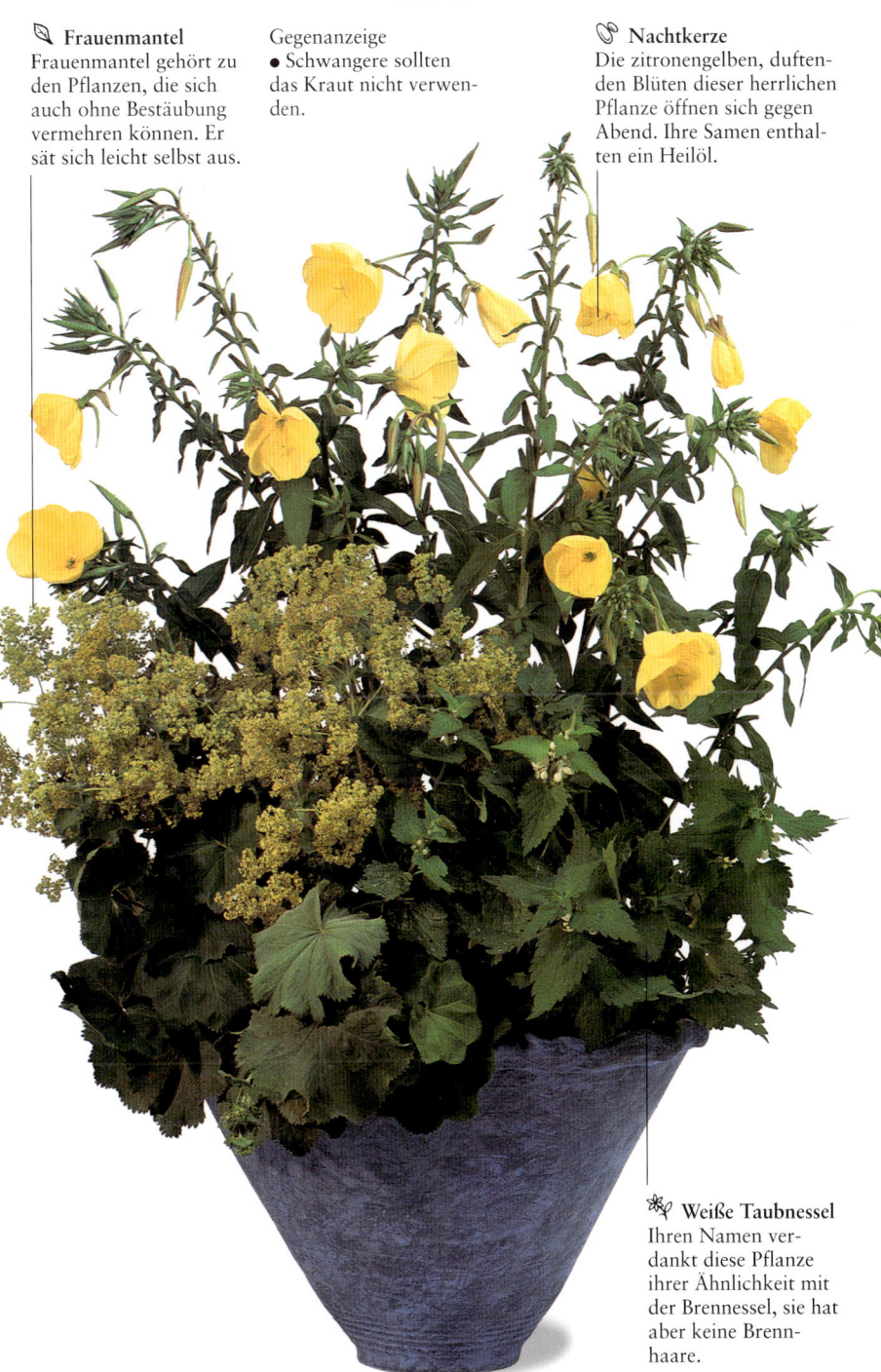

Weiße Taubnessel

Ihren Namen verdankt diese Pflanze ihrer Ähnlichkeit mit der Brennessel, sie hat aber keine Brennhaare.

MENSTRUATIONSBESCHWERDEN

Schneeball lindert die krampfartigen Schmerzen, die während der Menstruation auftreten können. Rosmarin fördert die Durchblutung der Gebärmutter, Herzgespann wirkt krampflösend und entspannt die Gebärmutter, während Dost die Regelblutung fördert.

Informationen zum Topf

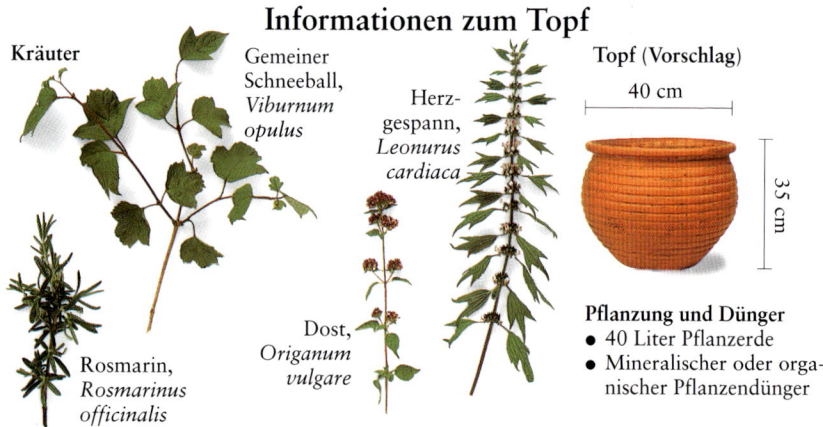

Kräuter

Gemeiner Schneeball, *Viburnum opulus*

Herz-gespann, *Leonurus cardiaca*

Dost, *Origanum vulgare*

Rosmarin, *Rosmarinus officinalis*

Topf (Vorschlag)

40 cm

35 cm

Pflanzung und Dünger
- 40 Liter Pflanzerde
- Mineralischer oder organischer Pflanzendünger

Kultur

Pflanzen Sie einen Schneeball, und ergänzen Sie je ein Herzgespann, Dost und Rosmarin.
Standort: der Topf braucht mindestens 6 Stunden Sonnenschein täglich.
Gießen: täglich bei heißem, trockenem Wetter.
Düngen: alle zwei Wochen im Sommer.
Pflege: entfernen Sie im Frühling die Spitzentriebe von Herzgespann und Schneeball.

Ernte: krautige Teile von Herzgespann, Rosmarin und Dost während der Vegetationsperiode nach Bedarf. Die Rinde des Schneeballs wird nach der Blüte im Hochsommer entfernt.
Vermehren: Schneeball und Rosmarin über Stecklinge (S. 82). Sind die Pflanzen groß genug, werden die Wurzelballen von Herzgespann und Dost im Herbst geteilt und die kräftigsten Stücke neu eingepflanzt (S. 83); sie wachsen im nächsten Jahr aus.

Rezepte

Entspannender Tee
Bereiten Sie einen Tee (S. 88) mit dem Kraut von Rosmarin und Dost zu. Trinken Sie nach Bedarf bis zu drei Tassen täglich.

Gebärmutter-Entspannungssirup
Gegenanzeige siehe Nebenseite. Herzgespann schmeckt besser in Form von Sirup. Stellen Sie einen Sirup (S. 89) aus den Blättern von zwei Stengeln Herz-

gespann her. Nehmen Sie drei Monate lang morgens und abends einen Teelöffel voll ein.

Krampflösende Abkochung
Machen Sie eine Abkochung (S. 89) aus einem Teelöffel Schneeball-Rinde auf eine Tasse Wasser; zum Kochen bringen; 10–15 min. simmern lassen. Trinken Sie bis zu fünf Tassen täglich vor und während der Regelblutung.

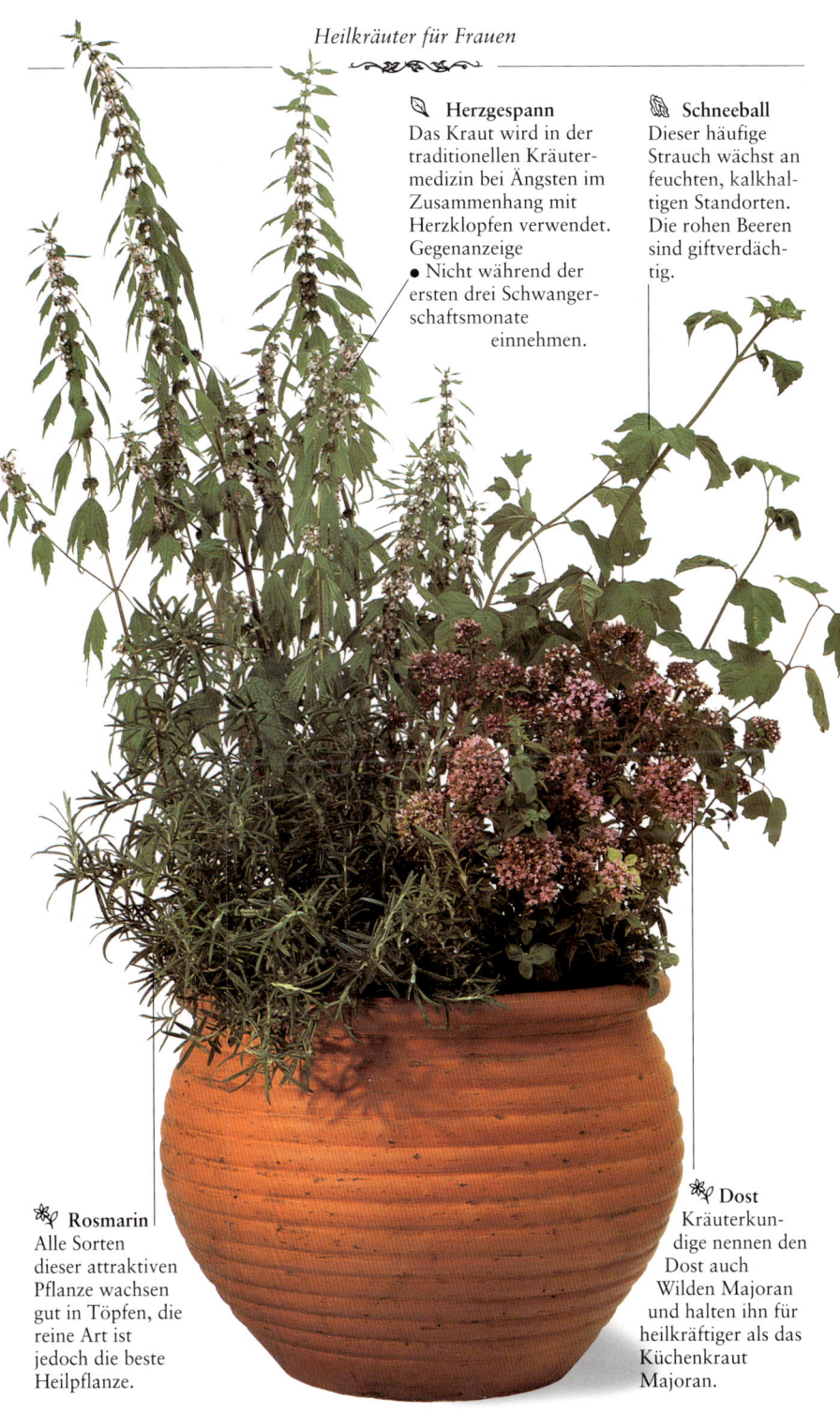

Herzgespann
Das Kraut wird in der
traditionellen Kräuter-
medizin bei Ängsten im
Zusammenhang mit
Herzklopfen verwendet.
Gegenanzeige
● Nicht während der
ersten drei Schwanger-
schaftsmonate
einnehmen.

Schneeball
Dieser häufige
Strauch wächst an
feuchten, kalkhal-
tigen Standorten.
Die rohen Beeren
sind giftverdäch-
tig.

Rosmarin
Alle Sorten
dieser attraktiven
Pflanze wachsen
gut in Töpfen, die
reine Art ist
jedoch die beste
Heilpflanze.

Dost
Kräuterkun-
dige nennen den
Dost auch
Wilden Majoran
und halten ihn für
heilkräftiger als das
Küchenkraut
Majoran.

SCHWANGERSCHAFT

*Diese Kräuter lindern die Begleiterscheinungen der Schwangerschaft.
Kamille unterstützt den Verdauungstrakt. Die Schwarznessel reduziert die Übelkeit, Himbeere stärkt die Muskeln der Gebärmutter,
und Ringelblume soll bei Scheideninfektionen helfen.*

Informationen zum Topf

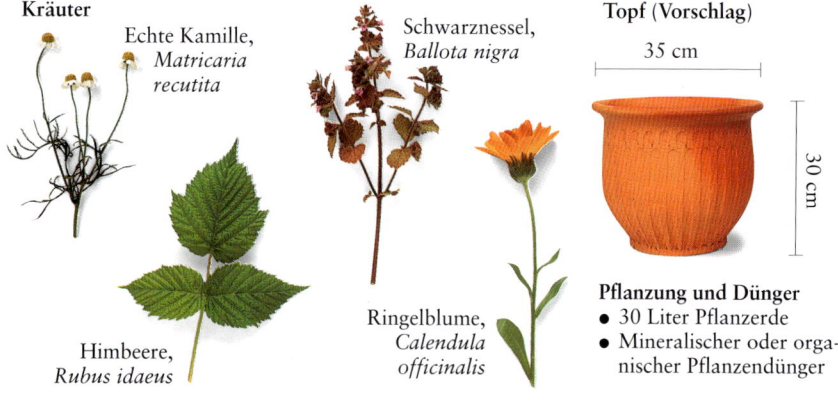

Kräuter

Echte Kamille,
*Matricaria
recutita*

Schwarznessel,
Ballota nigra

Topf (Vorschlag)

35 cm

30 cm

Himbeere,
Rubus idaeus

Ringelblume,
*Calendula
officinalis*

Pflanzung und Dünger
- 30 Liter Pflanzerde
- Mineralischer oder organischer Pflanzendünger

Kultur

Pflanzen Sie eine wilde Himbeere (notfalls
eine Kulturform) und zwei Schwarznes-
seln. Ziehen Sie Ringelblume aus Samen
(S. 80), oder kaufen Sie vier Pflanzen.
Kamille wird ausgesät (vier Pflanzen).
Standort: hell, nicht zu sonnig.
Gießen: täglich bei heißem Wetter.
Düngen: monatlich mit verdünntem Dünger.
Pflege: entfernen Sie bei Ringelblume und
Kamille Verblühtes, um neue Blüten
anzuregen.

Ernte: Ringelblumen- und Kamillenblüten
nach dem Aufblühen. Pflücken Sie Him-
beerblätter nach Bedarf; die Blätter der
Schwarznessel, wenn die Pflanze zu
blühen beginnt.
Vermehren: schneiden Sie bei Himbeeren
bewurzelte Schößlinge ab; sie werden im
Herbst in den Topf gepflanzt. Die Schwarznessel wird geteilt (S. 83). Sammeln Sie Samen
von Ringelblume und Kamille im Herbst
(Aussaat im nächsten Frühling; S. 80).

Rezepte

**Ringelblumen-Waschung gegen
Scheideninfektion**
Bereiten Sie einen Aufguß (S. 88) mit
zwei Handvoll Blüten auf 600 ml Wasser; 15 min. stehen lassen; abseihen
und kühlen. Scheidenwaschung nur
nach Absprache mit dem Arzt.

 Tee aus Himbeerblättern
Machen Sie einen Tee (S. 88) mit
drei Blättern auf eine Tasse kochendes

Wasser; während der letzten sechs
Schwangerschaftswochen zweimal täglich warm trinken (erleichtert Wehen).

Tee gegen morgendliche Übelkeit
Bereiten Sie einen Tee (S. 88) mit
wenigen Kamillenblüten und einem
Blatt der Schwarznessel. Rühren Sie
etwas Honig ein; abkühlen lassen.
Langsam trinken nach dem Aufstehen
und am Vormittag (Arzt fragen).

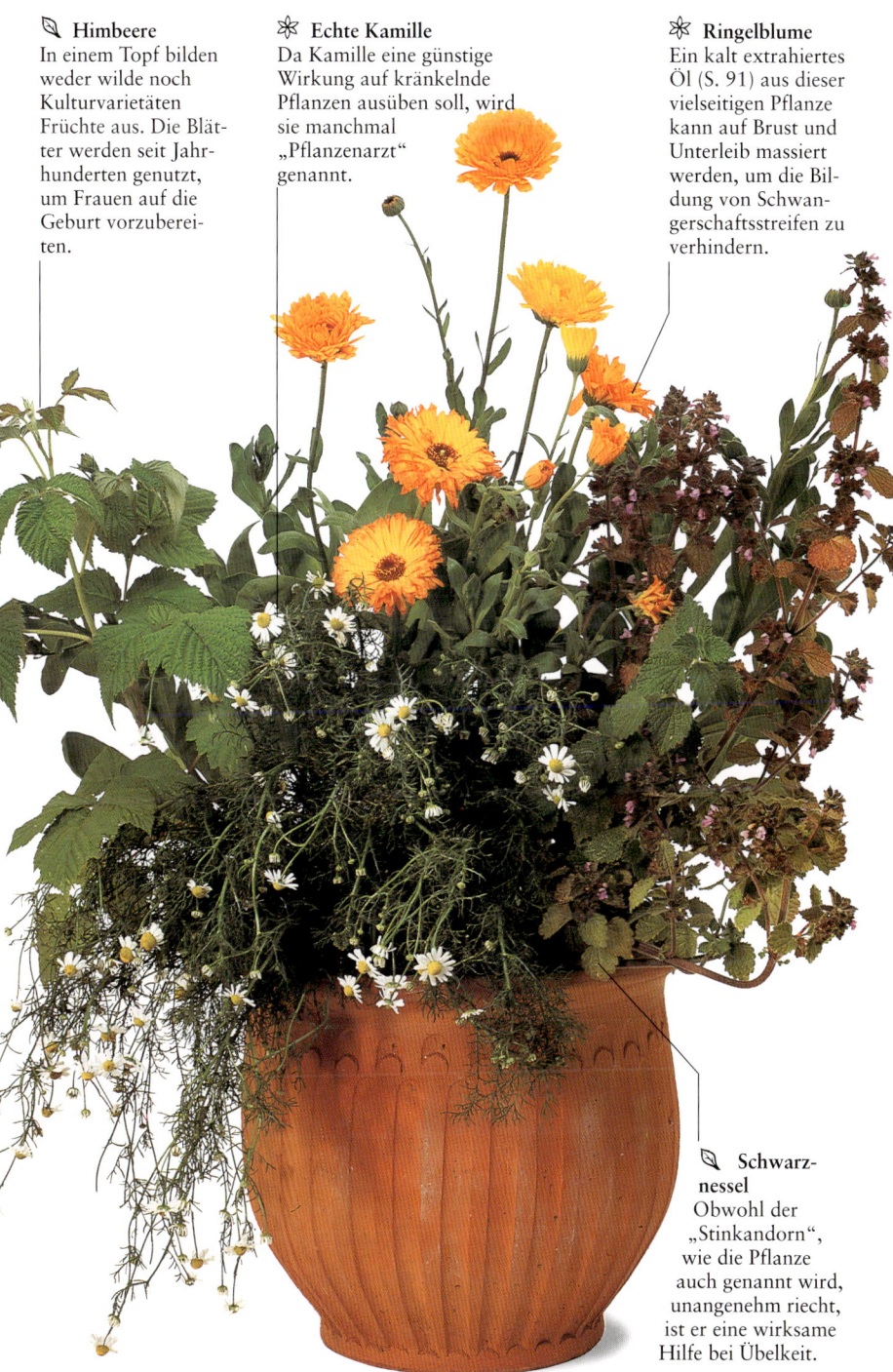

Himbeere
In einem Topf bilden weder wilde noch Kulturvarietäten Früchte aus. Die Blätter werden seit Jahrhunderten genutzt, um Frauen auf die Geburt vorzubereiten.

Echte Kamille
Da Kamille eine günstige Wirkung auf kränkelnde Pflanzen ausüben soll, wird sie manchmal „Pflanzenarzt" genannt.

Ringelblume
Ein kalt extrahiertes Öl (S. 91) aus dieser vielseitigen Pflanze kann auf Brust und Unterleib massiert werden, um die Bildung von Schwangerschaftsstreifen zu verhindern.

Schwarznessel
Obwohl der „Stinkandorn", wie die Pflanze auch genannt wird, unangenehm riecht, ist er eine wirksame Hilfe bei Übelkeit.

WECHSELJAHRE

Diese Kräuter helfen auf natürliche Weise in den Wechseljahren. Wiesenklee und Salbei wirken den niedrigeren Östrogenwerten entgegen; Frauenmantel hilft, die Hormonbalance wiederherzustellen. Herzgespann stärkt die Gebärmutter, während Johanniskraut bei Depressionen hilft.

Informationen zum Topf

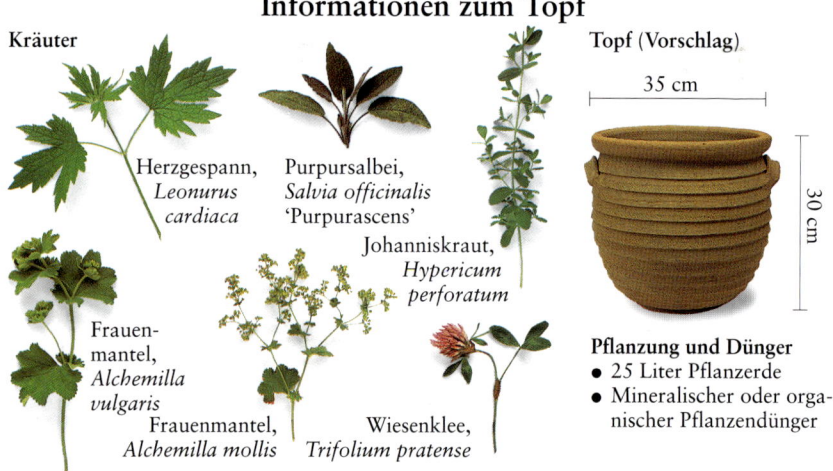

Kräuter

Herzgespann, *Leonurus cardiaca*

Purpursalbei, *Salvia officinalis* 'Purpurascens'

Johanniskraut, *Hypericum perforatum*

Frauenmantel, *Alchemilla vulgaris*

Frauenmantel, *Alchemilla mollis*

Wiesenklee, *Trifolium pratense*

Topf (Vorschlag)

35 cm

30 cm

Pflanzung und Dünger
- 25 Liter Pflanzerde
- Mineralischer oder organischer Pflanzendünger

Kultur

Beginnen Sie mit der Aussaat von Wiesenklee (S. 80; zwei Pflanzen eintopfen). Kaufen Sie ein Herzgespann, ein Johanniskraut, einen Frauenmantel (möglichst *Alchemilla vulgaris*, sonst *A. mollis,* die aber nicht so wirksam ist) sowie zwei Purpursalbei.
Standort: sonniger Platz.
Gießen: häufig bei heißem, trockenem Wetter.
Düngen: monatlich im Hochsommer.

Pflege: alle regelmäßig zurückschneiden.
Ernte: Blüten des Klees nach dem Aufblühen; pflücken Sie zur Blütezeit das Kraut von Johanniskraut, Herzgespann und Frauenmantel; Salbeikraut nach Bedarf.
Vermehren: Herzgespann, Johanniskraut und Frauenmantel werden im Herbst geteilt (S. 83). Nehmen Sie im Sommer Stecklinge vom Salbei ab (S. 82). Ziehen Sie Tochterpflänzchen vom Klee ab (S. 83); im Herbst neu einpflanzen.

Rezepte

Sirup gegen fiebrige Hitze
Gegenanzeigen siehe Nebenseite.
Stellen Sie aus je vier Blättern Salbei und Herzgespann (zerkleinert) 100 ml Sirup her (S. 89); 15 min. erhitzen; abkühlen lassen und abseihen. In eine Tropfflasche abfüllen, bei fiebriger Hitze einige Tropfen einnehmen.

Stärkungstee
Gegenanzeigen siehe Nebenseite.
Bereiten Sie aus zwei Teelöffeln jedes Krautes eine Kanne Tee (S. 88); 10 min. ziehen lassen. Abseihen und heiß oder kalt trinken (dreimal täglich eine Tasse). Halten die Symptome an, einen Arzt aufsuchen!

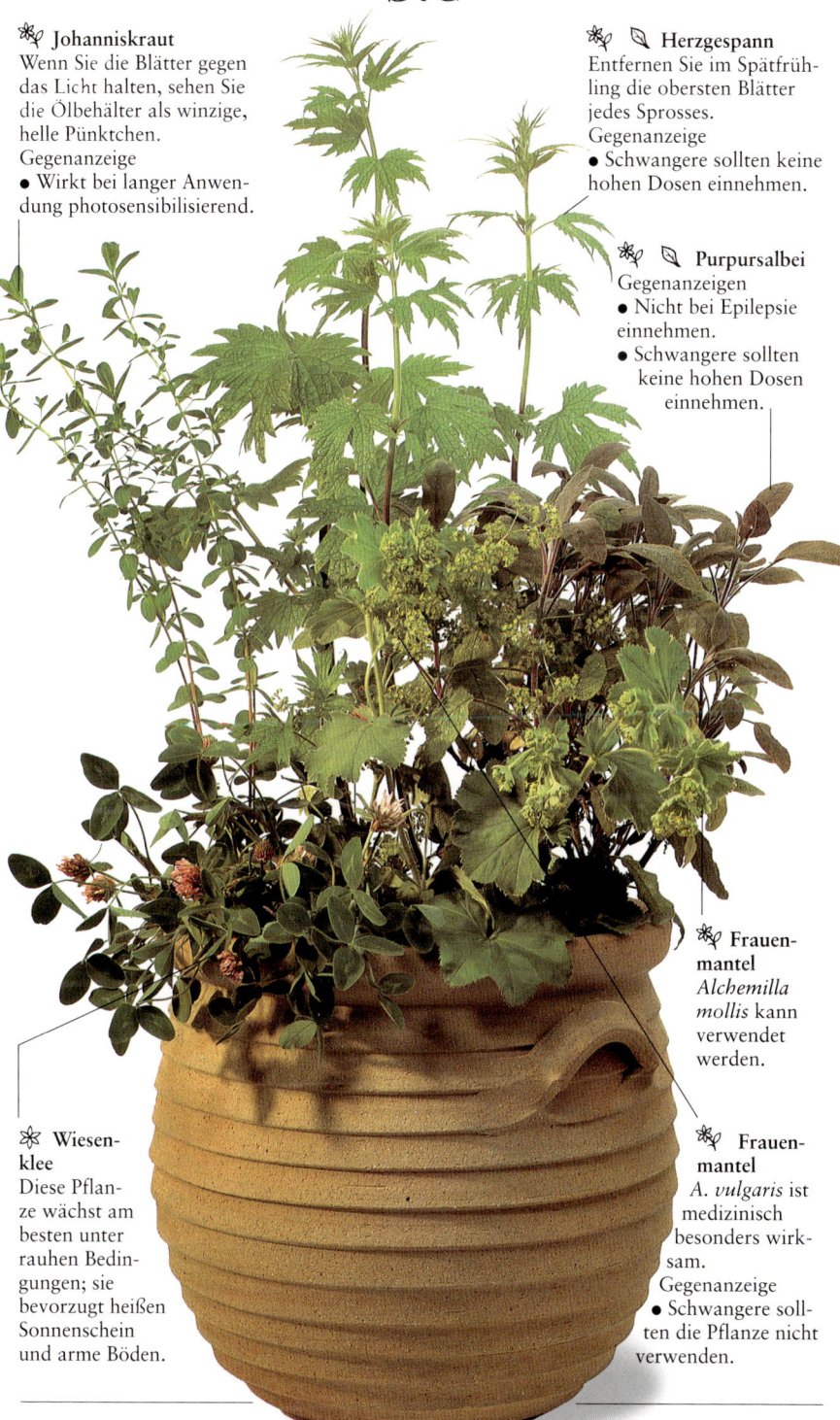

❀ **Johanniskraut**
Wenn Sie die Blätter gegen das Licht halten, sehen Sie die Ölbehälter als winzige, helle Pünktchen.
Gegenanzeige
● Wirkt bei langer Anwendung photosensibilisierend.

❀ ✎ **Herzgespann**
Entfernen Sie im Spätfrühling die obersten Blätter jedes Sprosses.
Gegenanzeige
● Schwangere sollten keine hohen Dosen einnehmen.

❀ ✎ **Purpursalbei**
Gegenanzeigen
● Nicht bei Epilepsie einnehmen.
● Schwangere sollten keine hohen Dosen einnehmen.

❀ **Frauen-mantel**
Alchemilla mollis kann verwendet werden.

❀ **Frauen-mantel**
A. vulgaris ist medizinisch besonders wirksam.
Gegenanzeige
● Schwangere sollten die Pflanze nicht verwenden.

❀ **Wiesen-klee**
Diese Pflanze wächst am besten unter rauhen Bedingungen; sie bevorzugt heißen Sonnenschein und arme Böden.

BLASENENTZÜNDUNG

Diese Kräuter sollten als Tee angewandt werden, um Blase und Nieren durchzuspülen. Bärentraube und Wacholder wirken keimtötend und bekämpfen Infektionen. Stiefmütterchen und Goldrute beruhigen und senken die Anfälligkeit für Entzündungen.

Informationen zum Topf

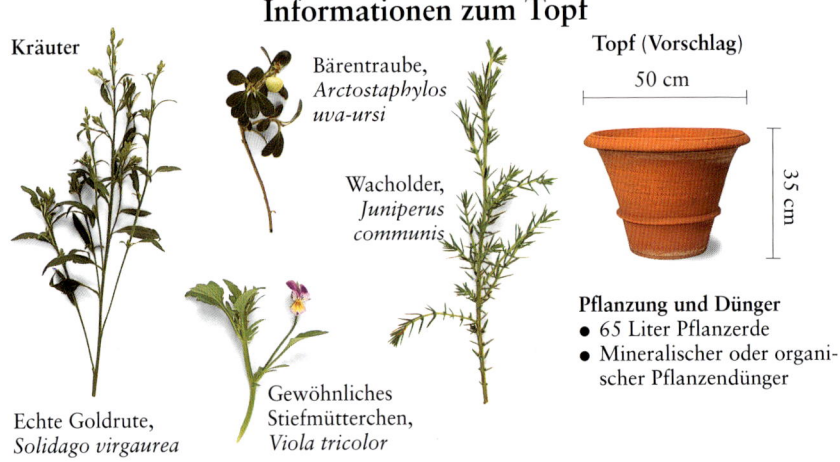

Kräuter

Bärentraube,
Arctostaphylos uva-ursi

Wacholder,
Juniperus communis

Echte Goldrute,
Solidago virgaurea

Gewöhnliches
Stiefmütterchen,
Viola tricolor

Topf (Vorschlag)

50 cm

35 cm

Pflanzung und Dünger
- 65 Liter Pflanzerde
- Mineralischer oder organischer Pflanzendünger

Kultur

Pflanzen Sie einen Wacholder und eine Bärentraube. Ergänzen Sie eine Goldrute, topfen Sie entweder vier Stiefmütterchen ein, oder ziehen Sie die Pflanzen aus Samen (S. 80; Aussaat im Frühling).
Standort: der Topf braucht täglich einige Stunden Sonne.
Gießen: in Regionen mit hartem, kalkhaltigem Wasser nur mit Regenwasser.
Düngen: ab Hochsommer alle zwei Wochen.

Pflege: Bärentraube, Goldrute und Stiefmütterchen zurückschneiden; Wacholderbeeren ausreifen lassen.
Ernte: blühendes Kraut von Goldrute und Stiefmütterchen; Blätter der Bärentraube nach Bedarf; Wacholderbeeren gegen Sommerende.
Vermehren: Stecklinge von Wacholder im Frühling (S. 82), von Bärentraube im Sommer. Goldrute im Herbst teilen (S. 83); Samen des Stiefmütterchens sammeln (S. 87).

Rezepte

Vorbeugender Tee
Bereiten Sie einen Tee (S. 88) mit dem Kraut von Goldrute und Stiefmütterchen und den Blättern der Bärentraube; bei Anzeichen einer Blasenentzündung ein bis zwei Tassen täglich.

Blasentee
Gegenanzeigen siehe Nebenseite.
Tee (S. 88) aus einem Teelöffel zerquetschter Wacholderbeeren und einer Handvoll frischer Blätter der Bärentraube, Goldrute und des Stiefmütterchens auf eine Kanne Wasser. Von trockenem Material nehmen Sie einen halben Teelöffel Beeren und je einen Teelöffel der anderen Kräuter; sechsmal täglich eine Tasse bei Blasenentzündung. Halten die Symptome an, suchen Sie einen Arzt auf.

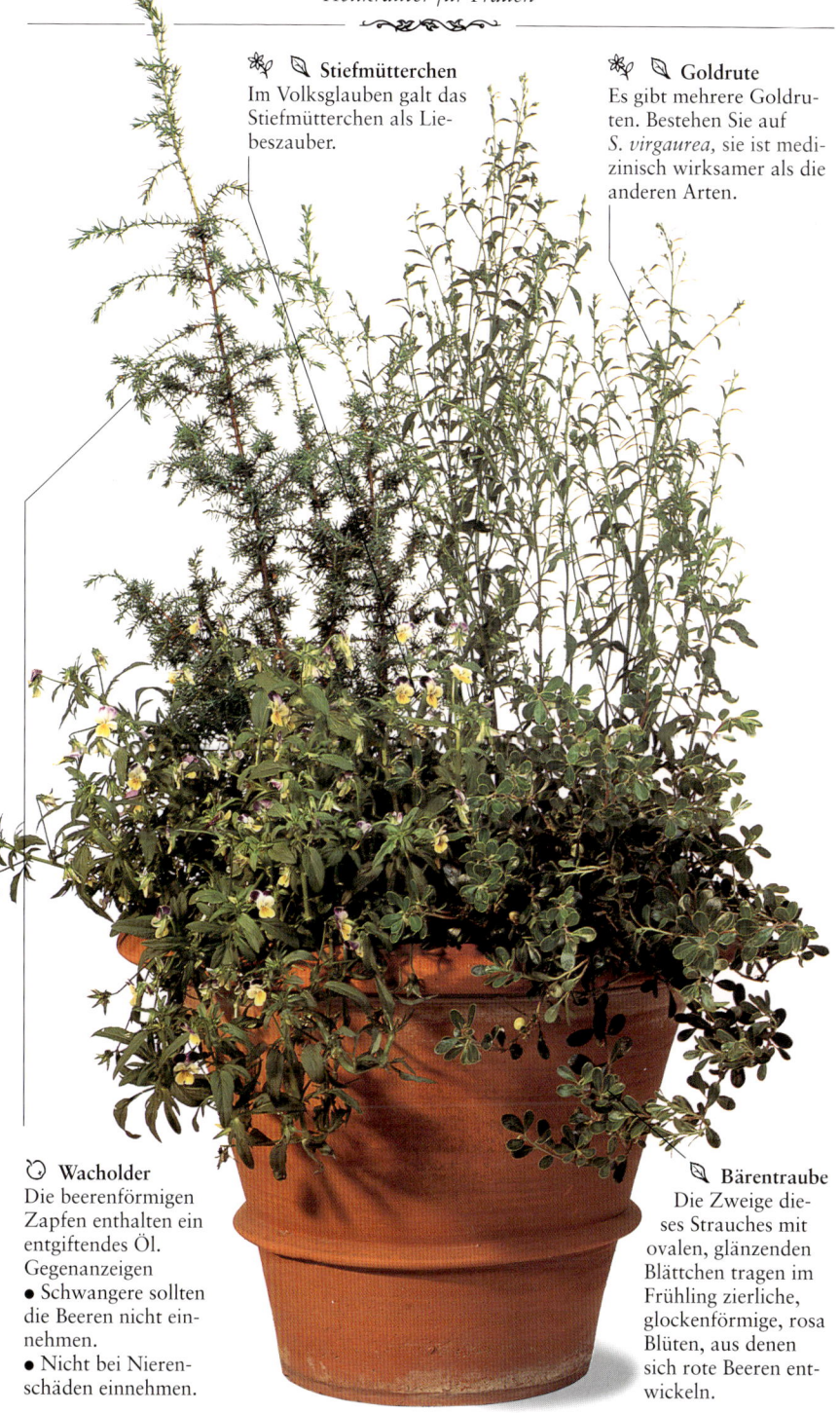

❀ ☙ Stiefmütterchen
Im Volksglauben galt das Stiefmütterchen als Liebeszauber.

❀ ☙ Goldrute
Es gibt mehrere Goldruten. Bestehen Sie auf *S. virgaurea*, sie ist medizinisch wirksamer als die anderen Arten.

☼ Wacholder
Die beerenförmigen Zapfen enthalten ein entgiftendes Öl. Gegenanzeigen
● Schwangere sollten die Beeren nicht einnehmen.
● Nicht bei Nierenschäden einnehmen.

☙ Bärentraube
Die Zweige dieses Strauches mit ovalen, glänzenden Blättchen tragen im Frühling zierliche, glockenförmige, rosa Blüten, aus denen sich rote Beeren entwickeln.

STILLENDE MÜTTER

Fenchelsamen sollen die Bildung von Muttermilch anregen. Tees mit Pfefferminze und Fenchel gelangen über die Muttermilch in den Babydarm und unterdrücken die Entstehung von Blähungen. Salbe aus Ringelblumen lindert entzündete Brustwarzen.

Informationen zum Topf

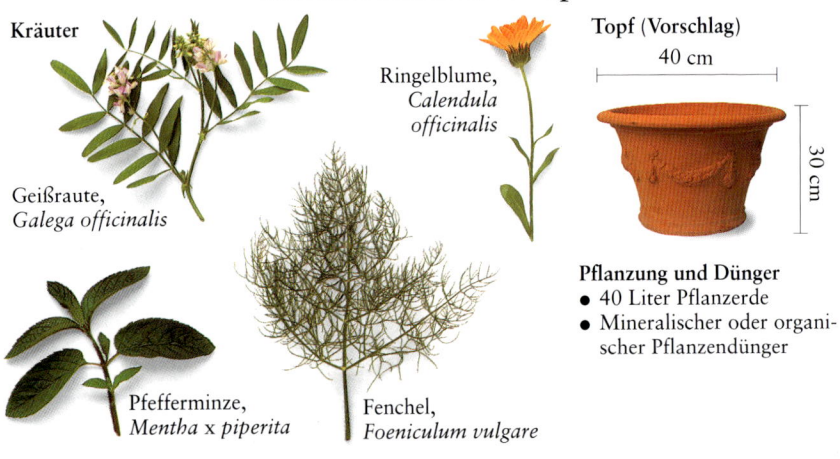

Kräuter

Geißraute,
Galega officinalis

Ringelblume,
Calendula officinalis

Pfefferminze,
Mentha x piperita

Fenchel,
Foeniculum vulgare

Topf (Vorschlag)
40 cm

30 cm

Pflanzung und Dünger
- 40 Liter Pflanzerde
- Mineralischer oder organischer Pflanzendünger

Kultur

Pflanzen Sie zwei Pfefferminzen, zwei Fenchel und vier Ringelblumen (können auch aus Samen gezogen werden, S. 80) sowie eine Geißraute zur Zierde.
Standort: sonniger Platz.
Gießen: täglich bei heißem Wetter.
Düngen: alle zwei Wochen im Sommer.
Pflege: Pfefferminze und Geißraute zurückschneiden.
Ernte: Kraut von Pfefferminze und Geißraute bei Bedarf, Blüten der Ringelblume nach dem Öffnen. Fenchelsamen werden nach dem Ausreifen gesammelt.
Vermehren: Geißraute und Ringelblume über Samen, der im Herbst gesammelt und im Frühling gesät wird (S. 80). Halten Sie einige Fenchelsamen zur Aussaat im Frühling zurück; Pfefferminze über bewurzelte Sprosse, die neu eingepflanzt werden (S. 83).

Rezepte

Tee für die Milchbildung
Bereiten Sie einen Tee (S. 88) aus zwei Teelöffeln leicht zerdrückter Fenchelsamen auf eine Tasse kochendes Wasser; 10 min. ziehen lassen, abseihen; zweimal täglich.

Tee zur Beruhigung von Mutter und Baby
Machen Sie einen Tee aus einem Teelöffel Fenchelsamen und einem Zweig Minze auf eine Tasse Wasser; dreimal täglich trinken.

Creme gegen entzündete Brustwarzen
Stellen Sie eine Ringelblumencreme her (S. 92). Streichen Sie vorbeugend die Brustwarzen nach dem Stillen mit dieser Creme ein.

Geißraute

Mit ihren herrlichen rosa, wickenähnlichen Blüten und den gefiederten, blaugrauen Blättern unterstreicht die Geißraute die Wirkung des Topfes.

Ringelblume

Die Ringelblume der Kräuterkundigen hat einfache oder gefüllte Blüten; gefüllte liefern mehr Zungenblüten für die Creme.

Pfefferminze

Pfefferminze läßt sich einfach im Topf ziehen; sie hat einen würzigen Geschmack und eine stärkende, belebende Wirkung – ideal für stillende Mütter.

Fenchel

Dieses bekannte Küchengewürz hat eine hohe Wuchsform und sollte in einem großen Topf wachsen dürfen. Blätter, Blüten und Samen duften kräftig.

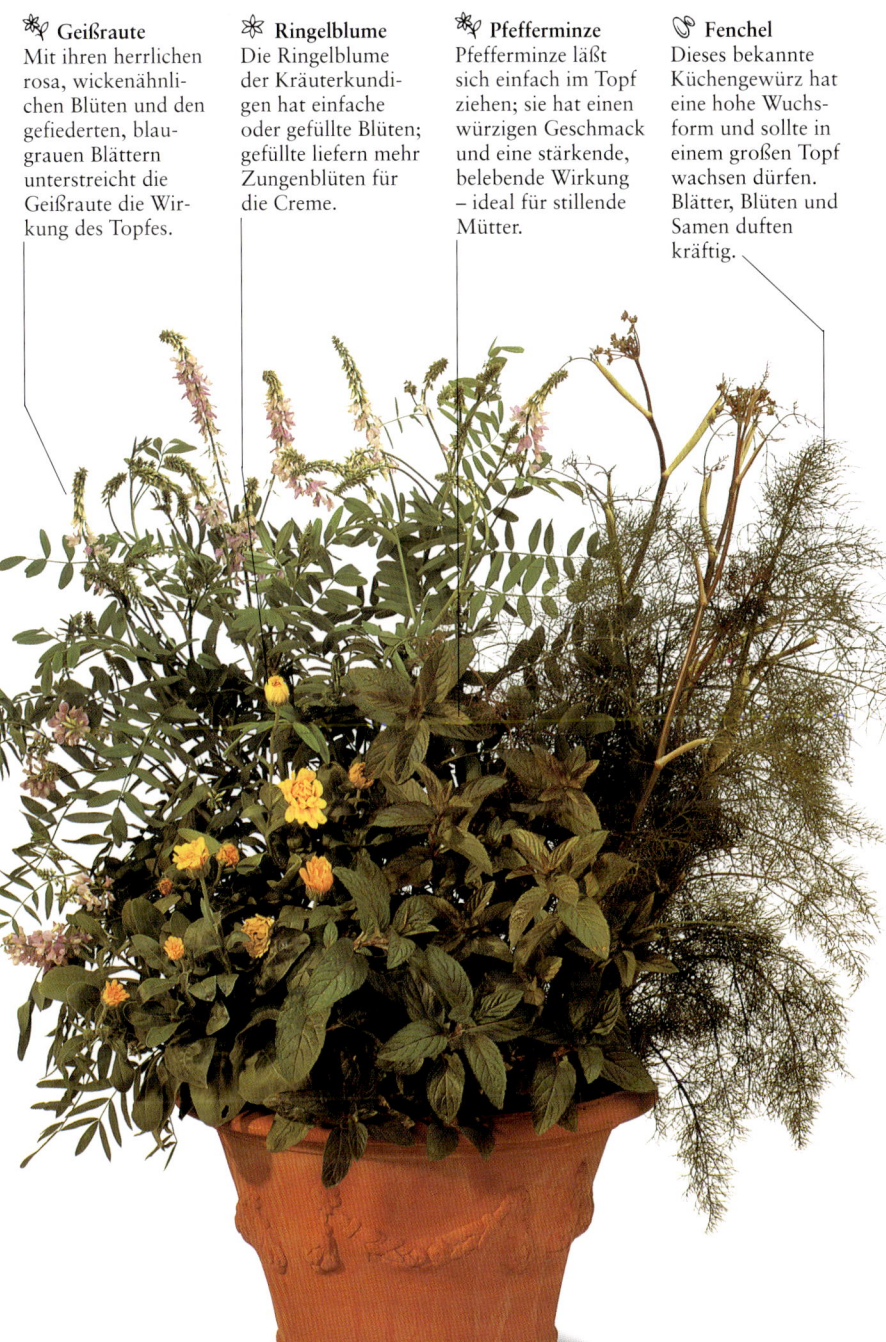

SCHLAFPROBLEME

*Die Kräuter in diesem Topf gehören zu den milden Entspannungsmit-
teln und eignen sich besonders für Babys. Sie können die Heiltränke
entweder allein in einer Flasche oder vermischt mit Fruchtsaft geben:
Katzenminze und Kamille lindern Fieber und Koliken.*

Informationen zum Topf

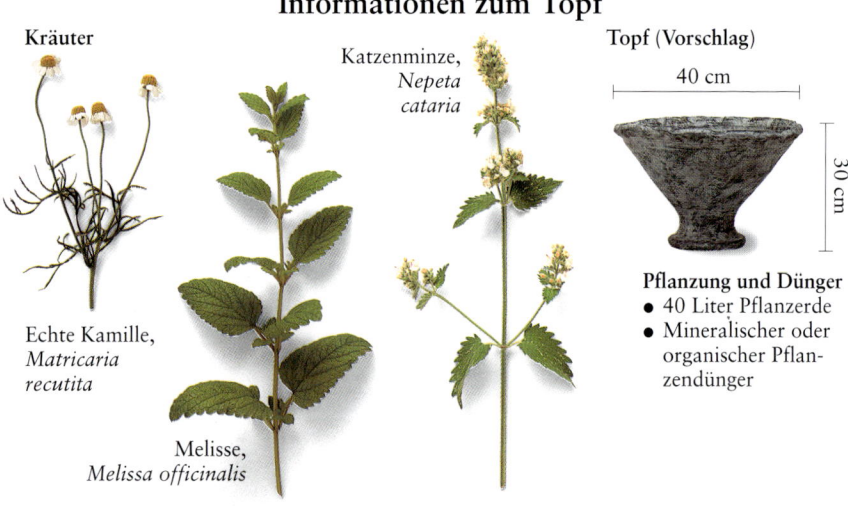

Kräuter

Katzenminze,
*Nepeta
cataria*

Topf (Vorschlag)

40 cm

30 cm

Echte Kamille,
*Matricaria
recutita*

Pflanzung und Dünger
- 40 Liter Pflanzerde
- Mineralischer oder
  organischer Pflan-
  zendünger

Melisse,
Melissa officinalis

Kultur

Beginnen Sie mit der Aussaat der Echten
Kamille (S. 80); setzen Sie bis zu fünf in
den Topf. Pflanzen Sie eine Katzenminze
und eine Melisse.
Standort: sonniger Platz.
Gießen: täglich bei heißem, trockenem
Wetter.
Düngen: im Frühsommer einmal und
dann alle drei Wochen während der Vege-
tationsperiode.
Pflege: alle Pflanzen zurückschneiden; bei
der Kamille Verblühtes entfernen, um die
Blüte anzuregen. Knipsen Sie bei Katzen-
minze und Melisse im Frühling die
Spitzentriebe ab, damit sich die Pflanzen
verzweigen.
Ernte: Kraut von Melisse und Katzen-
minze nach Bedarf; Kamillenblüten nach
dem Aufblühen.
Vermehren: Melisse und Katzenminze über
einige bewurzelte Sprosse (S. 83); sammeln
Sie den Samen der Kamille im Herbst
(S. 87), Aussaat im nächsten Frühling
(S. 80).

Rezepte

Schlaftee für Babys
Probieren Sie aus, welche Kräuter
in diesem Topf bei Ihrem Baby wirken.
Bereiten Sie einen Tee (S. 88) mit einem
kleinen Zweig Melisse oder Katzenminze oder einem Teelöffel Kamillenblüten; abseihen und abkühlen lassen; mit
gleicher Menge abgekochtem Wasser
oder Fruchtsaft aufgießen und in eine
Flasche füllen. Auch für stillende Mütter.

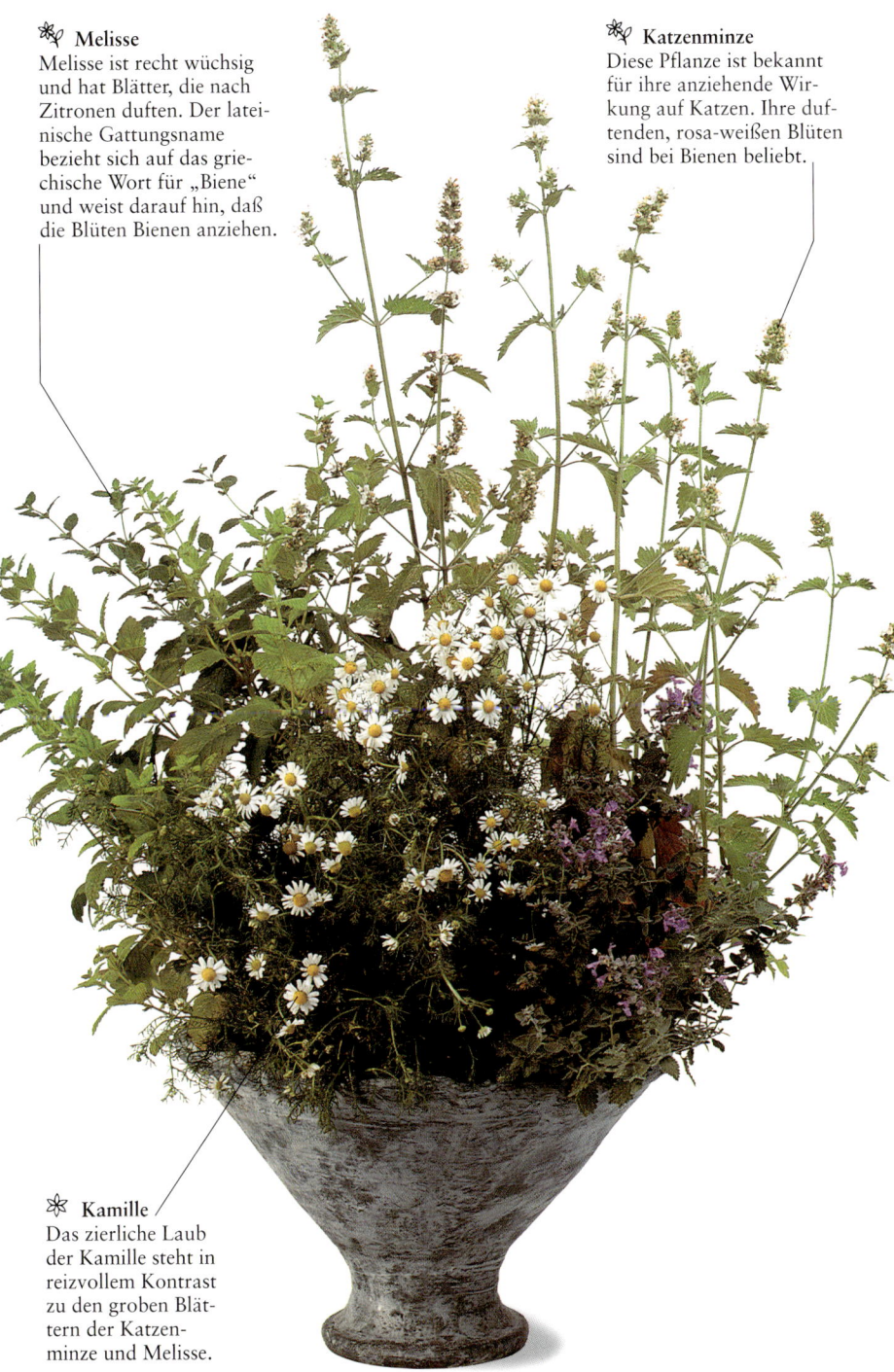

Melisse
Melisse ist recht wüchsig
und hat Blätter, die nach
Zitronen duften. Der lateinische Gattungsname
bezieht sich auf das grie-
chische Wort für „Biene"
und weist darauf hin, daß
die Blüten Bienen anziehen.

Katzenminze
Diese Pflanze ist bekannt
für ihre anziehende Wir-
kung auf Katzen. Ihre duftenden, rosa-weißen Blüten
sind bei Bienen beliebt.

Kamille
Das zierliche Laub
der Kamille steht in
reizvollem Kontrast
zu den groben Blät-
tern der Katzen-
minze und Melisse.

BLÄHUNGEN

Viele Babys leiden unter Blähungen. Kamille hat eine milde, krampflösende Wirkung auf das Verdauungssystem. Fenchel hilft gegen Blähungen und ist Bestandteil von Tränken gegen Bauchweh. Odermennig ist ein leicht zusammenziehendes Stärkungsmittel.

Informationen zum Topf

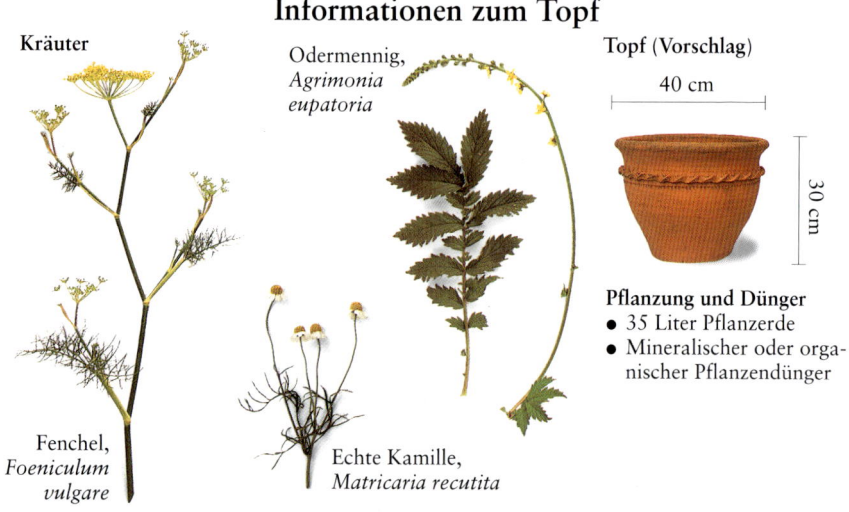

Kräuter

Odermennig, *Agrimonia eupatoria*

Topf (Vorschlag)

40 cm

30 cm

Pflanzung und Dünger
- 35 Liter Pflanzerde
- Mineralischer oder organischer Pflanzendünger

Fenchel, *Foeniculum vulgare*

Echte Kamille, *Matricaria recutita*

Kultur

Pflanzen Sie eine Fenchelpflanze sowie zwei Odermennig. Ziehen Sie Kamille aus Samen (S. 80); vier pro Topf.
Standort: dieser Topf braucht reichlich Sonnenschein.
Gießen: täglich bei heißem, trockenem Wetter.
Düngen: ab Frühsommer bis zum Ende der Vegetationsperiode alle zwei Wochen mit einem Pflanzendünger.

Pflege: Verblühtes bei der Kamille entfernen.
Ernte: Kraut des Odermennigs nach Bedarf; Kamillenblüten nach dem Aufblühen. Sammeln Sie Fenchelsamen, wenn er ausgereift ist.
Vermehren: Kamille über Samen (sammeln und aussäen; S. 80). Halten Sie einige Fenchelsamen für das nächste Frühjahr zurück. Teilen Sie im Herbst den Wurzelballen des Odermennigs (S. 83).

Rezepte

Tee gegen Blähungen
Dieser Tee sollte zur Hälfte mit Wasser verdünnt werden. Bereiten Sie einen Tee (S. 88) aus einem Teelöffel zerstoßener Fenchelsamen und drei bis vier Kamillenblüten auf 600 ml Wasser; 10 min. ziehen lassen; abseihen und abkühlen lassen.

Tee gegen Bauchgrimmen
Bereiten Sie einen Tee (S. 88) mit einem kleinen, frischen Blatt Odermennig auf eine Tasse kochendes Wasser; 15 min. ziehen lassen; abseihen und abkühlen lassen. Geben Sie zweimal täglich ein Fläschchen. Halten die Symptome an, gehen Sie sofort zum Arzt.

Fenchel

Fenchel hat tiefreichende
Wurzeln, er trocknet leicht
aus und sollte stets genü-
gend Wasser haben.

Odermennig

Dieses Kraut enthält einen gelben Farbstoff,
der traditionell zum Gerben von Leder diente.

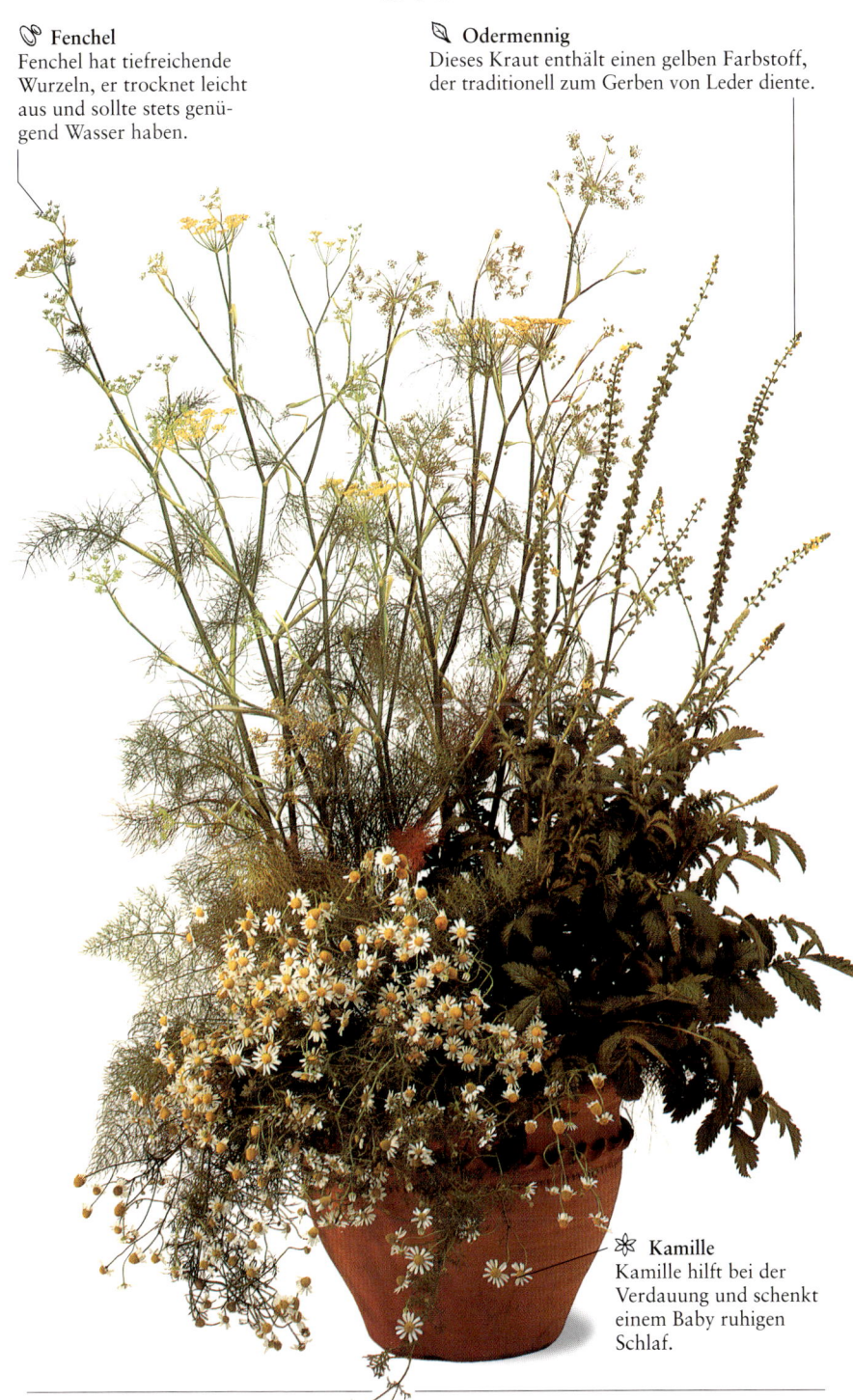

Kamille

Kamille hilft bei der
Verdauung und schenkt
einem Baby ruhigen
Schlaf.

Wunder Po

Ringelblumen sind für ihre heilende Wirkung auf die Haut bekannt. Beinwell sollte bei Hautinfektionen nicht angewandt werden – die Wunde heilt so rasch, daß der Infektionsherd abgeschlossen werden könnte. Stiefmütterchen lindert und pflegt entzündete Haut.

Informationen zum Topf

Kräuter

Topf (Vorschlag)

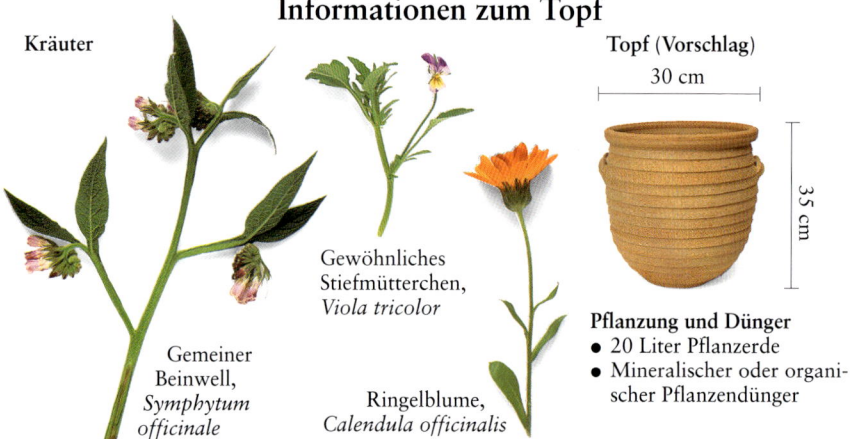

30 cm

35 cm

Gewöhnliches Stiefmütterchen, *Viola tricolor*

Gemeiner Beinwell, *Symphytum officinale*

Ringelblume, *Calendula officinalis*

Pflanzung und Dünger
- 20 Liter Pflanzerde
- Mineralischer oder organischer Pflanzendünger

Kultur

Pflanzen Sie zwei Beinwell. Ringelblume und Stiefmütterchen werden ausgesät (S. 80) oder gekauft; jeweils vier Pflanzen.
Standort: der Topf braucht die Hälfte des Tages Sonne.
Gießen: häufig bei heißem, trockenem Wetter; Beinwell darf nicht austrocknen.
Düngen: monatlich während des Sommers.
Pflege: bei Ringelblumen Verblühtes entfernen, um die Blüte anzuregen. Große

oder zerrissene Beinwellblätter entfernen.
Ernte: krautige Teile des Beinwells nach Bedarf; Kraut des Stiefmütterchens zur Blütezeit; Blüten der Ringelblume nach dem Öffnen.
Vermehren: Schneiden Sie den Ballen des Beinwells auf wenige, junge Wurzeln zurück; daraus entstehen neue Pflanzen. Sammeln Sie Samen von Ringelblume und Stiefmütterchen (S. 87).

Rezepte

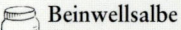 **Beinwellsalbe**
Gegenanzeige siehe Nebenseite. Machen Sie eine heiße Ölextraktion (S. 91). Bereiten Sie die Salbe zu: Schmelzen Sie 15 g Bienenwachs in 200 ml Beinwellöl (S. 92); gut umrühren. Ist das Wachs geschmolzen, gießen Sie es in Gläser; abkühlen lassen. Wegen möglicher Nebenwirkungen besser nicht bei Säuglingen anwenden.

Linderndes Ringelblumenöl
Füllen Sie ein Glas mit Blüten der Ringelblume; Weizenkeimöl darüber geben und gut verschließen. Einen Monat in der Sonne ziehen; bei Bedarf auftragen.

Waschung mit Stiefmütterchen
Bereiten Sie einen Aufguß (S. 88) mit einer Handvoll Kraut auf eine Tasse kochendes Wasser; abkühlen lassen; den Babypo darin waschen.

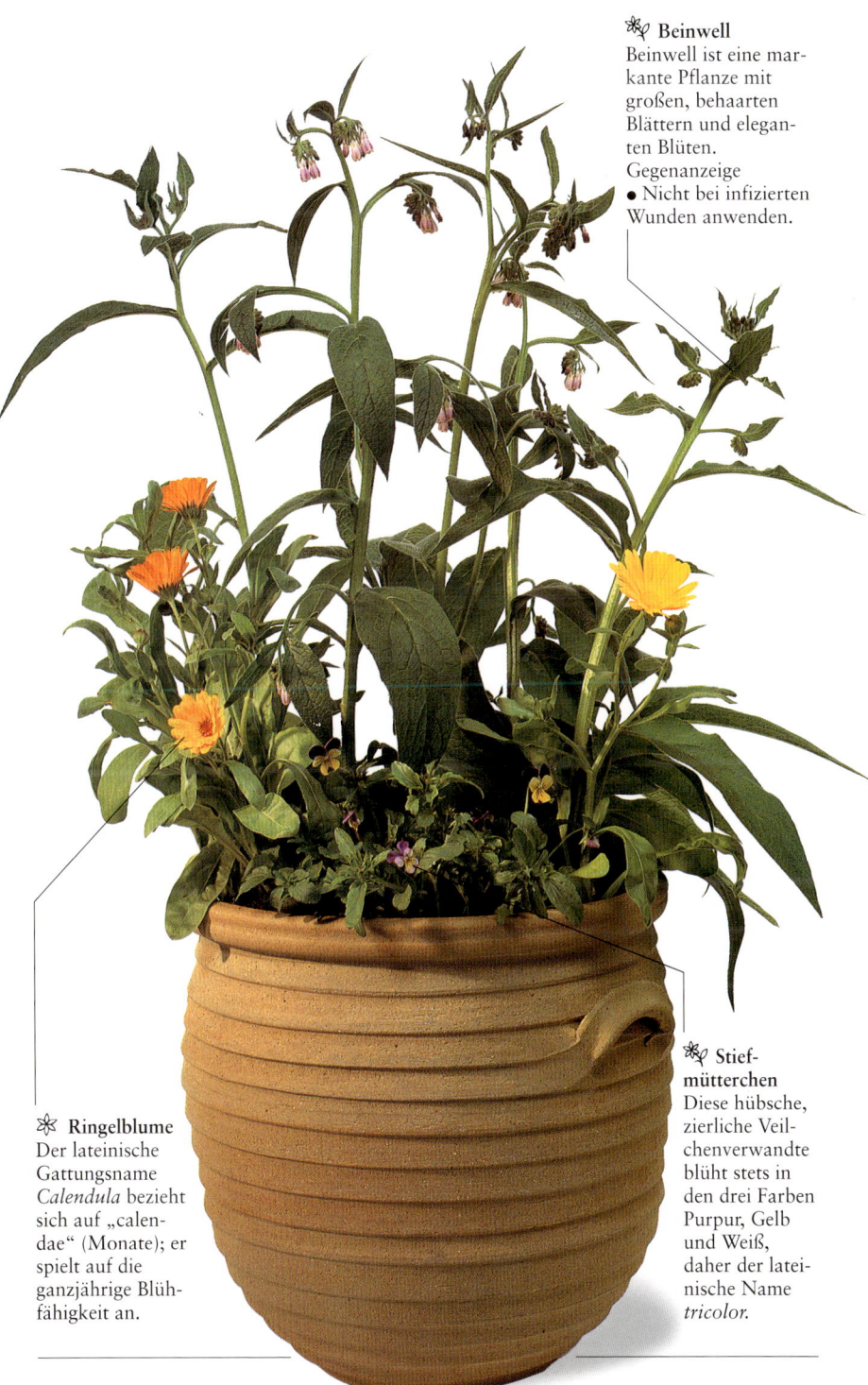

❀ Beinwell
Beinwell ist eine markante Pflanze mit großen, behaarten Blättern und eleganten Blüten.
Gegenanzeige
● Nicht bei infizierten Wunden anwenden.

❀ Stiefmütterchen
Diese hübsche, zierliche Veilchenverwandte blüht stets in den drei Farben Purpur, Gelb und Weiß, daher der lateinische Name *tricolor*.

❀ Ringelblume
Der lateinische Gattungsname *Calendula* bezieht sich auf „calendae" (Monate); er spielt auf die ganzjährige Blühfähigkeit an.

ZAHNEN UND OHRENSCHMERZEN

Eibischwurzeln enthalten weiche Schleimstoffe, die das entzündete, gereizte Zahnfleisch zahnender Babys beruhigen. Kamille entspannt und lindert; sie gilt als traditionelles Heilmittel für unruhige Kleinkinder. Schwarze Königskerze hilft gegen Ohrenschmerzen.

Informationen zum Topf

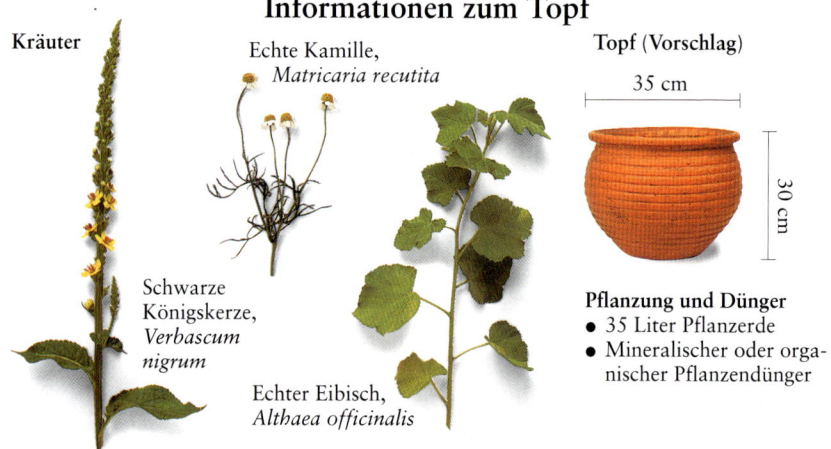

Kräuter

Echte Kamille,
Matricaria recutita

Topf (Vorschlag)

35 cm

30 cm

Schwarze
Königskerze,
*Verbascum
nigrum*

Echter Eibisch,
Althaea officinalis

Pflanzung und Dünger
- 35 Liter Pflanzerde
- Mineralischer oder organischer Pflanzendünger

Kultur

Beginnen Sie mit der Aussaat der Kamille (S. 80); drei Pflanzen. Pflanzen Sie Eibisch und Königskerze; je eine Pflanze.
Standort: leichter Schatten.
Gießen: häufig bei heißem, trockenem Wetter.
Düngen: monatlich ab dem Frühsommer.
Pflege: Verblühtes bei der Kamille regelmäßig entfernen; Eibisch nach der Blüte zurückschneiden.

Ernte: Blüten der Königskerze nach dem Öffnen; Kamillenblüten, wenn sie erscheinen. Die Eibischwurzel wird im Herbst ausgegraben.
Vermehren: Eibisch im Herbst teilen (S. 83). Königskerze kann aus Samen gezogen werden (S. 80); besser kaufen Sie neue Pflanzen. Kamillensamen werden im Herbst gesammelt und für das nächste Frühjahr ausgesät.

Rezepte

Kaustäbchen für zahnende Babys
Schneiden Sie ein 5–7 cm langes Stück Eibischwurzel ab; waschen und trocknen. Schälen Sie Seitenwurzeln und Rinde ab. Lassen Sie Ihr Baby darauf herumkauen.

Beruhigender Tee
Machen Sie einen Tee (S. 88) aus Kamillenblüten; abkühlen lassen; mit gleichem Teil Wasser verdünnen.

Salbe für zahnende Babys
Füllen Sie Kamillenblüten in ein Glas; dazu etwas Sirup (S. 89). Bricht ein Zähnchen durch, abseihen; das Zahnfleisch mit wenig Salbe einreiben.

Öl bei Ohrenschmerzen
Machen Sie eine kalte Ölextraktion mit Blüten der Königskerze (S. 91); abseihen und in eine Flasche füllen. Nur nach Rücksprache mit dem Arzt.

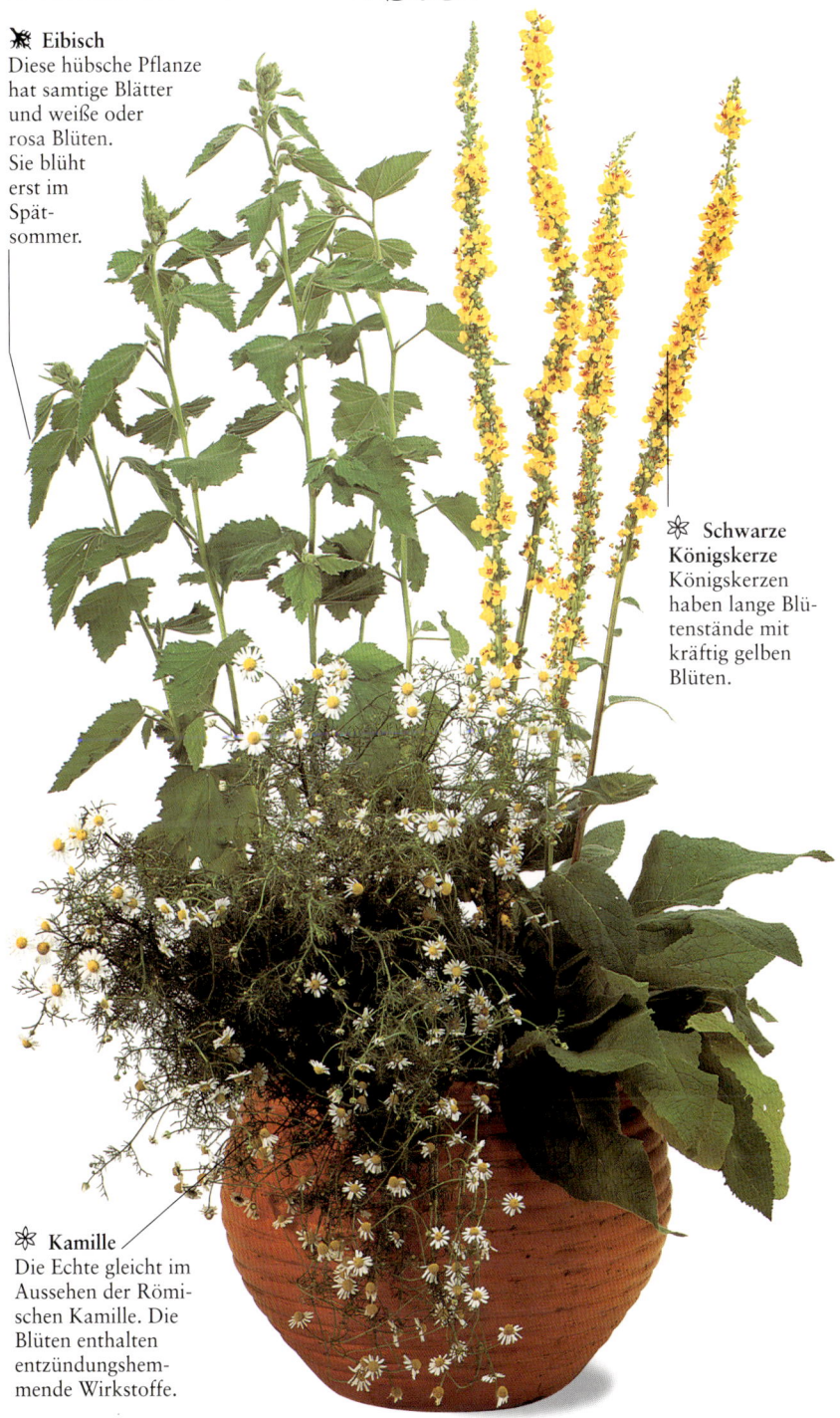

✷ **Eibisch**
Diese hübsche Pflanze
hat samtige Blätter
und weiße oder
rosa Blüten.
Sie blüht
erst im
Spät-
sommer.

✷ **Schwarze
Königskerze**
Königskerzen
haben lange Blü-
tenstände mit
kräftig gelben
Blüten.

✷ **Kamille**
Die Echte gleicht im
Aussehen der Römi-
schen Kamille. Die
Blüten enthalten
entzündungshem-
mende Wirkstoffe.

Schnittwunden und Quetschungen

Diese Kräuter heilen kleine Hautverletzungen. Schafgarbe stillt Blutungen, Beinwell zieht kleine Wunden zusammen und fördert neues Hautwachstum. Ringelblume wirkt allgemein antiseptisch, während Arnika ideal zur Behandlung von Quetschungen ist.

Informationen zum Topf

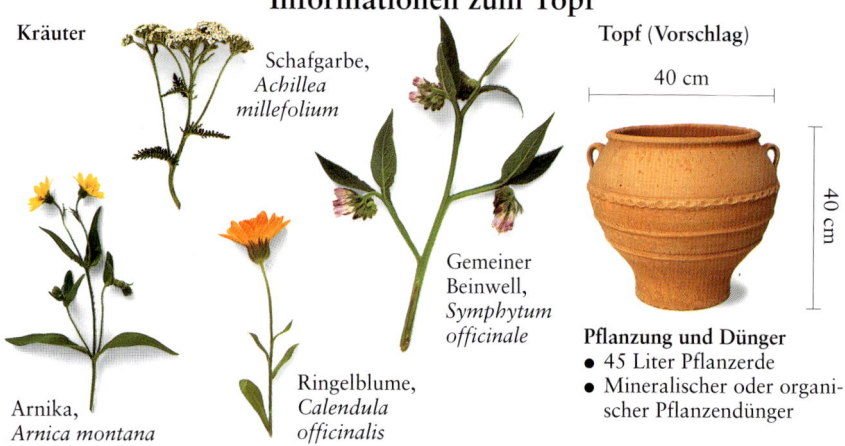

Kräuter

Schafgarbe,
Achillea millefolium

Gemeiner Beinwell,
Symphytum officinale

Arnika,
Arnica montana

Ringelblume,
Calendula officinalis

Topf (Vorschlag)

40 cm

40 cm

Pflanzung und Dünger
- 45 Liter Pflanzerde
- Mineralischer oder organischer Pflanzendünger

Kultur

Beginnen Sie mit der Aussaat der Kräuter (S. 80), oder pflanzen Sie drei Ringelblumen, zwei Arnika, eine Schafgarbe und einen Beinwell.
Standort: Halbschatten.
Gießen: häufig während trockenem, heißem Wetter.
Düngen: sechs Wochen nach dem Pflanzen, dann monatlich während des Sommers.
Pflege: große oder zerrissene Beinwell-blätter werden entfernt und kompostiert.
Ernte: Blätter von Beinwell und Schafgarbe nach Bedarf; Blüten von Ringelblume und Arnika nach dem Erscheinen.
Vermehren: entfernen Sie die Beinwellwurzeln bis auf wenige Stücke (sie treiben neue Sprosse); Arnika wird geteilt (S. 83); pflanzen Sie bewurzelte Sprosse der Schafgarbe ein (S. 83). Sammeln und säen Sie Ringelblumensamen für das nächste Frühjahr aus (S. 80).

Rezepte

Salbe für saubere Schnittwunden und Quetschungen
Gegenanzeige siehe Nebenseite. Trocknen Sie 40 g Beinwellblätter. Stellen Sie eine heiße Ölextraktion her (S. 91), und bereiten Sie daraus eine Salbe (S. 92).

Ringelblumencreme
Bereiten Sie die Ringelblumencreme zu, wie auf Seite 92 angegeben.

Öl gegen Quetschungen
Gegenanzeigen siehe Nebenseite. Stellen Sie je eine Ölextraktion (S. 91) aus 200 ml Öl mit 10 g Arnikablüten bzw. 20 g Beinwellblättern her; zu gleichen Teilen mischen und auftragen.

Schafgarbe stoppt Blutungen
Reiben Sie einige weiche Blätter aneinander, und tragen Sie den Saft auf die Haut auf.

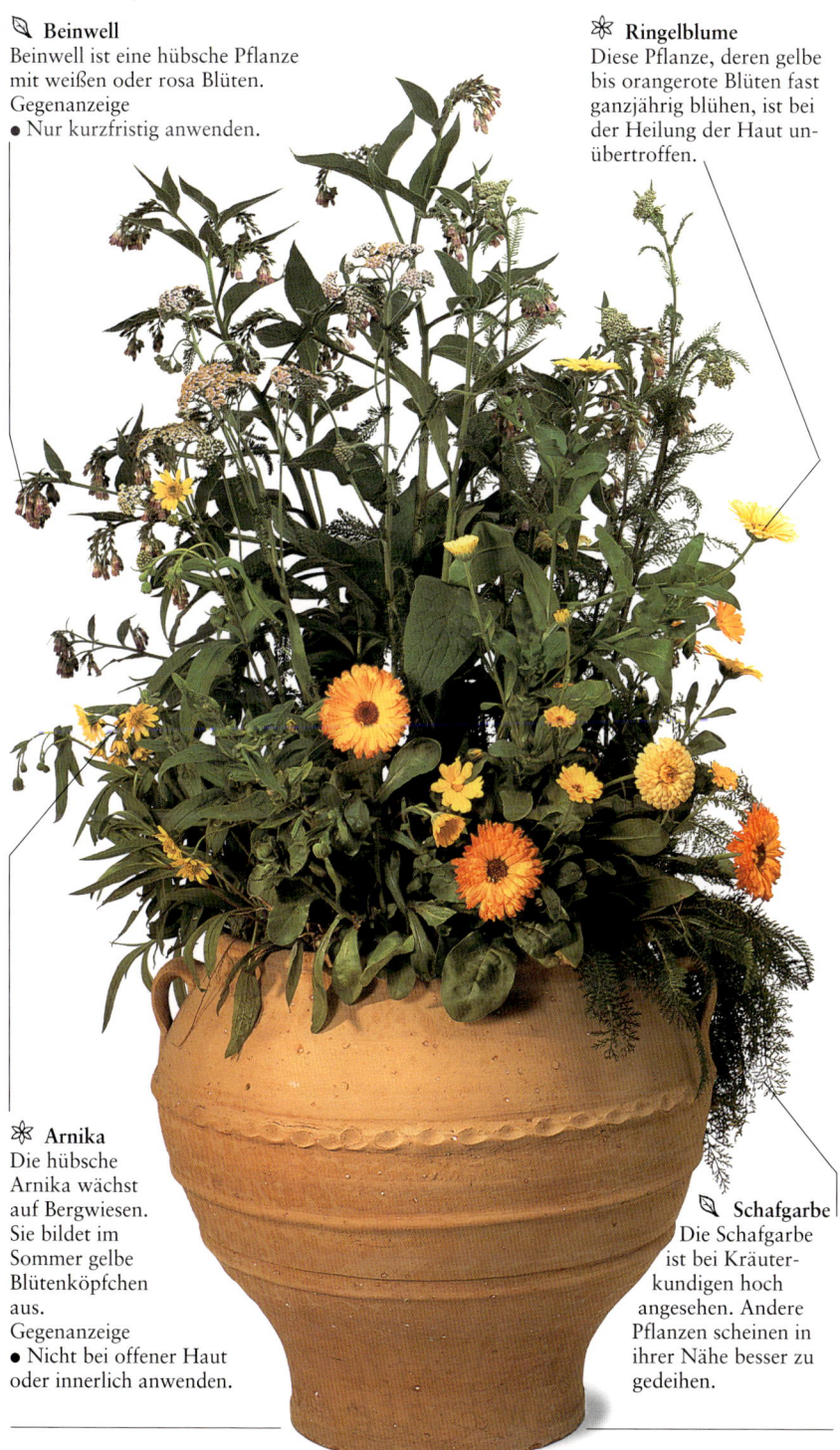

✎ Beinwell
Beinwell ist eine hübsche Pflanze
mit weißen oder rosa Blüten.
Gegenanzeige
● Nur kurzfristig anwenden.

✳ Ringelblume
Diese Pflanze, deren gelbe
bis orangerote Blüten fast
ganzjährig blühen, ist bei
der Heilung der Haut un-
übertroffen.

✳ Arnika
Die hübsche
Arnika wächst
auf Bergwiesen.
Sie bildet im
Sommer gelbe
Blütenköpfchen
aus.
Gegenanzeige
● Nicht bei offener Haut
oder innerlich anwenden.

✎ Schafgarbe
Die Schafgarbe
ist bei Kräuter-
kundigen hoch
angesehen. Andere
Pflanzen scheinen in
ihrer Nähe besser zu
gedeihen.

INSEKTENSTICHE UND VERBRENNUNGEN

Die Hauswurz enthält einen zähen Saft, der bei Stichen und kleineren Verbrennungen hilft, während Johanniskraut auch ernstere Verbrennungen heilt. Melisse lindert Entzündungen. Wegerich und Braunelle sind Gegenmittel bei Insektenstichen und -bissen.

Informationen zum Topf

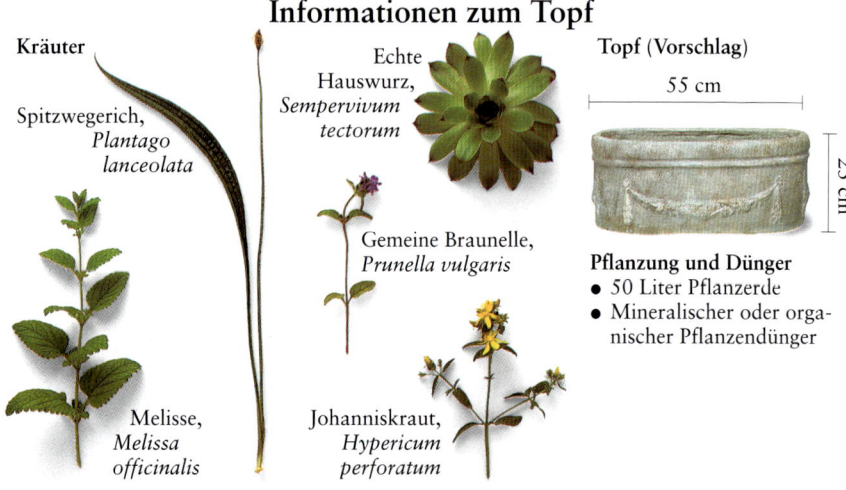

Kräuter

Spitzwegerich, *Plantago lanceolata*

Echte Hauswurz, *Sempervivum tectorum*

Gemeine Braunelle, *Prunella vulgaris*

Melisse, *Melissa officinalis*

Johanniskraut, *Hypericum perforatum*

Topf (Vorschlag)

55 cm

25 cm

Pflanzung und Dünger
- 50 Liter Pflanzerde
- Mineralischer oder organischer Pflanzendünger

Kultur

Beginnen Sie mit der Aussaat des Spitzwegerichs (zwei pro Topf). Pflanzen Sie eine Braunelle, ein Johanniskraut, zwei Hauswurz und eine Melisse.
Standort: Halbschatten.
Gießen: alle zwei Tage bei heißem Wetter.
Düngen: monatlich im Sommer.
Pflege: schneiden Sie die Melisse während der Vegetationsperiode zurück.

Ernte: krautige Teile von Hauswurz, Spitzwegerich und Melisse nach Bedarf; blühende Triebspitzen des Johanniskrautes beim Erscheinen. Pflücken Sie das Braunellenkraut zur Blütezeit.
Vermehren: Braunelle und Melisse über bewurzelte Sprosse; Johanniskraut wird geteilt (S. 83); Tochterpflänzchen von Spitzwegerich und Hauswurz (S. 83).

Rezepte

Frischer Saft bei Stichen
Zerreiben Sie ein Blatt Hauswurz, Melisse oder Spitzwegerich, und tröpfeln Sie den Saft direkt in die Wunde.

Johanniskrautöl bei Verbrennungen
Gegenanzeige siehe Nebenseite. Bereiten Sie eine kalte Ölextraktion (S. 91) zu; nach Bedarf auf die Haut auftragen.

Umschlag bei Verbrennungen
Vermischen Sie den Saft eines Blattes Hauswurz mit einem Teelöffel Honig; auf ein sauberes Leinentuch auftragen und über die Wunde legen.

Creme gegen Insektenstiche
Creme (S. 92) zu gleichen Teilen aus frischem/getrocknetem Kraut von Spitzwegerich, Melisse und Braunelle.

Melisse

Melisse bildet den ganzen Sommer über reichlich frische Blätter; bei Temperaturen über 8 °C auch im Winter.

Johanniskraut

H. perforatum ist medizinisch am wirksamsten.
Gegenanzeige
• Vermeiden Sie Sonnenlicht, wenn Sie das Öl aufgetragen haben.

Spitzwegerich

Diese Wegerichart hat schmale, bandförmige Blätter und sehr hohe, aufrechte Blütenstände.

Hauswurz

Die Hauswurz erinnert etwas an einen Kaktus, ist aber winterhart. Ihre Schleime können direkt auf die Haut aufgetragen werden.

Braunelle

Diese hübsche Pflanze war früher häufig in Kräuterapotheken zu finden.

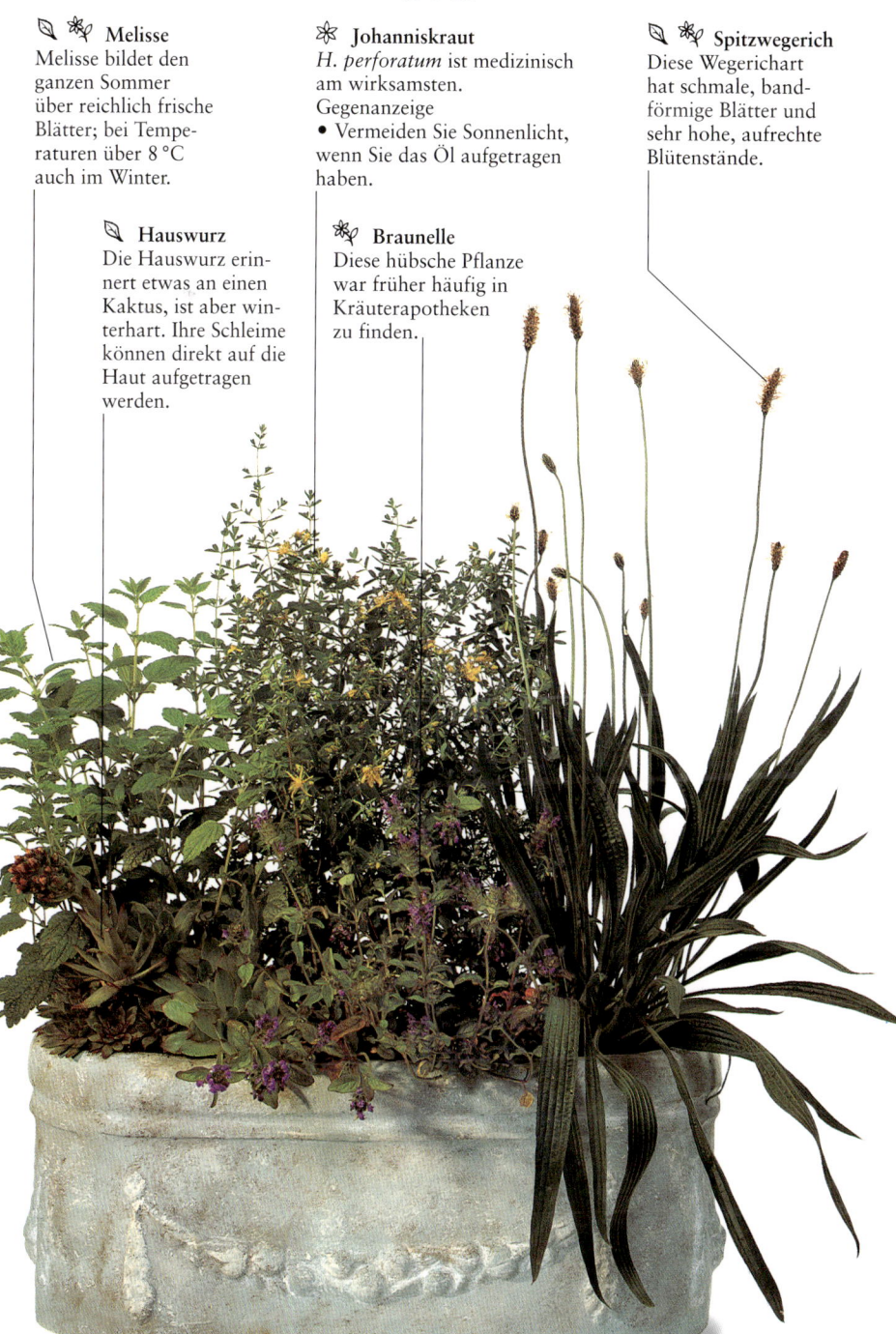

KATER

Vorbeugen ist besser als Heilen. Wenn Sie vor dem Genuß von Alkohol Mariendistel einnehmen, beugt dies der Vergiftung der Leber vor. Lavendel beruhigt den Magen und vertreibt Depressionen, die oft auf allzu üppigen Genuß folgen. Beifuß ist ein Stärkungsmittel.

Informationen zum Topf

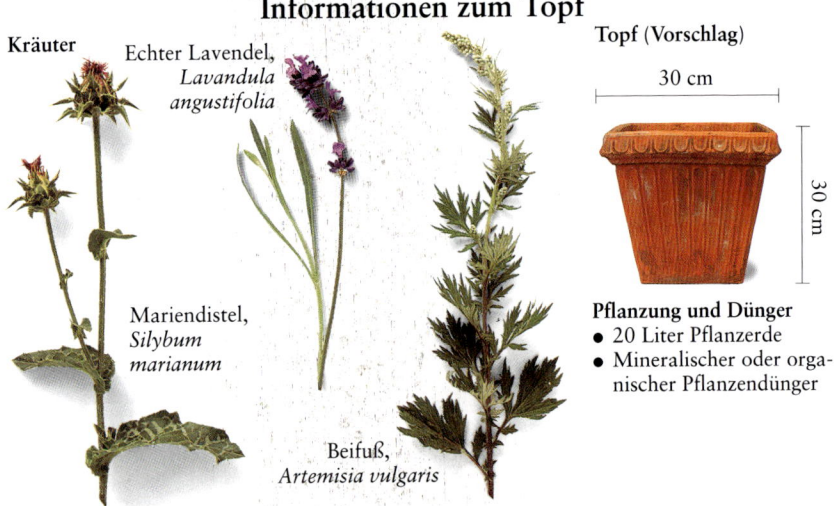

Kräuter

Echter Lavendel, *Lavandula angustifolia*

Mariendistel, *Silybum marianum*

Beifuß, *Artemisia vulgaris*

Topf (Vorschlag)

30 cm

30 cm

Pflanzung und Dünger
- 20 Liter Pflanzerde
- Mineralischer oder organischer Pflanzendünger

Kultur

Pflanzen Sie zwei Mariendisteln, zwei Beifuß und mindestens zwei Echte Lavendel.
Standort: sonniger Platz.
Gießen: täglich bei heißem, trockenem Wetter.
Düngen: ab dem Frühsommer wöchentlich (halbkonzentrierter Dünger).
Pflege: Beifuß und Lavendel regelmäßig zurückschneiden. Werden die Blätter der Mariendistel gelb, gießen Sie mehr.

Ernte: Beifußkraut nach Bedarf; Samen der Mariendistel, nachdem sie ausgereift sind; Lavendelkraut unmittelbar vor Öffnung der Blüten.
Vermehren: Halten Sie von der Mariendistel einige Samen zurück; säen Sie sie im nächsten Frühling aus (S. 80). Der Echte Lavendel wird über Stecklinge (S. 82) während der Vegetationsperiode vermehrt; Beifuß wird im Herbst geteilt (S. 83).

Rezepte

Mariendistel-Tee zur Vorbeugung
Bereiten Sie einen Tee (S. 88) aus einem Teelöffel Samen auf eine Tasse Wasser; 10 min. kochen; abseihen und heiß trinken. Drei Tassen vor Alkoholgenuß.

Lebertee
Gegenanzeige siehe Nebenseite.

Machen Sie eine Kanne Tee (S. 88) mit einer Handvoll Beifußblättern; abseihen und trinken.

Tee für den Morgen danach
Bereiten Sie eine Kanne Tee (S. 88) mit drei Lavendelzweigen; abseihen; eine Tasse trinken.

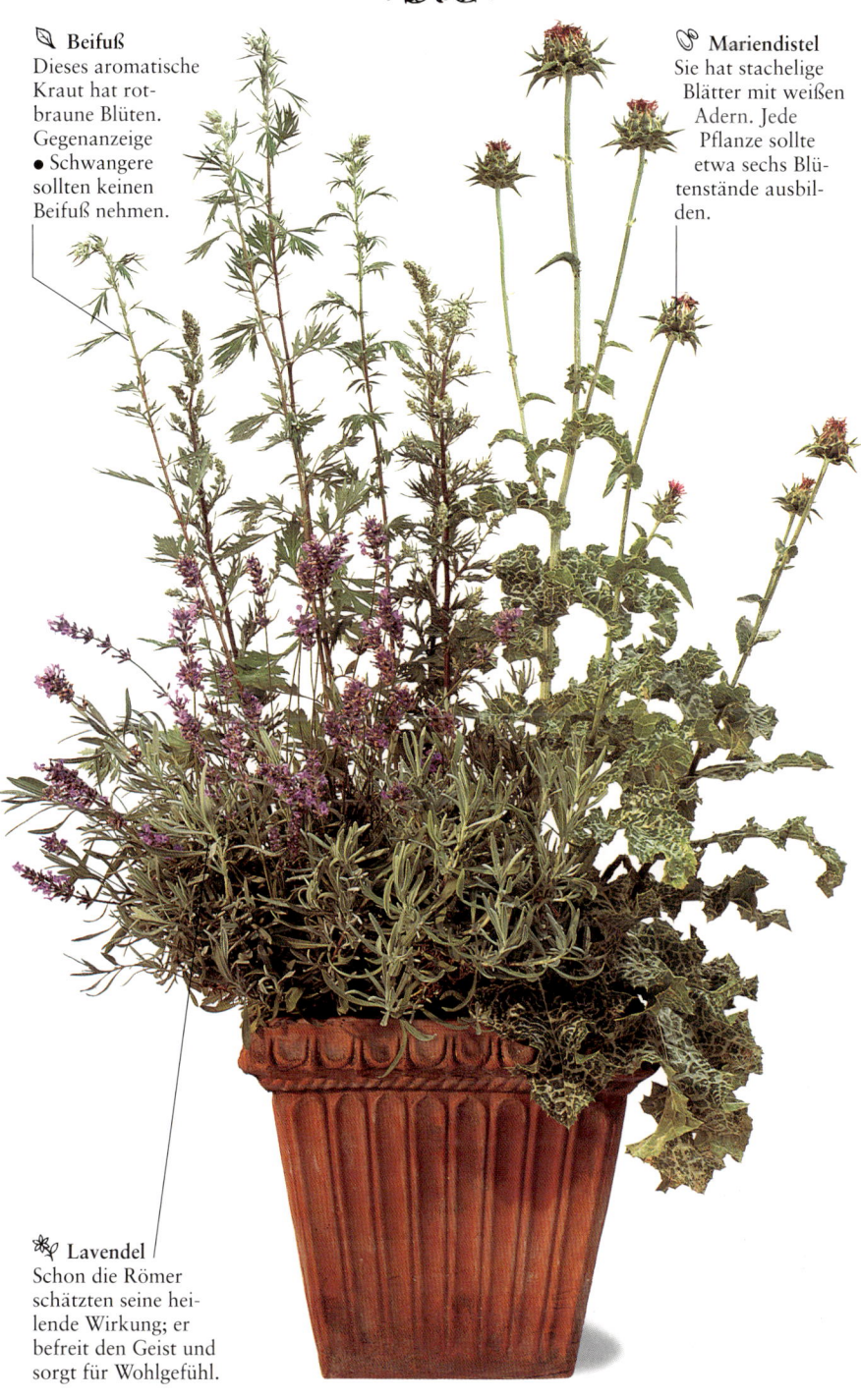

Beifuß
Dieses aromatische
Kraut hat rot-
braune Blüten.
Gegenanzeige
● Schwangere
sollten keinen
Beifuß nehmen.

Mariendistel
Sie hat stachelige
Blätter mit weißen
Adern. Jede
Pflanze sollte
etwa sechs Blü-
tenstände ausbil-
den.

Lavendel
Schon die Römer
schätzten seine hei-
lende Wirkung; er
befreit den Geist und
sorgt für Wohlgefühl.

REISEKRANKHEIT

Diese Kräuter lindern die Übelkeitssymptome. Wermut regt die Verdauung an und stimuliert die Leberfunktion. Pfefferminze und Kamille beruhigen den Magen. Die Schwarznessel ist trotz ihres unangenehmen Geruchs ein gutes Mittel gegen Übelkeit.

Informationen zum Topf

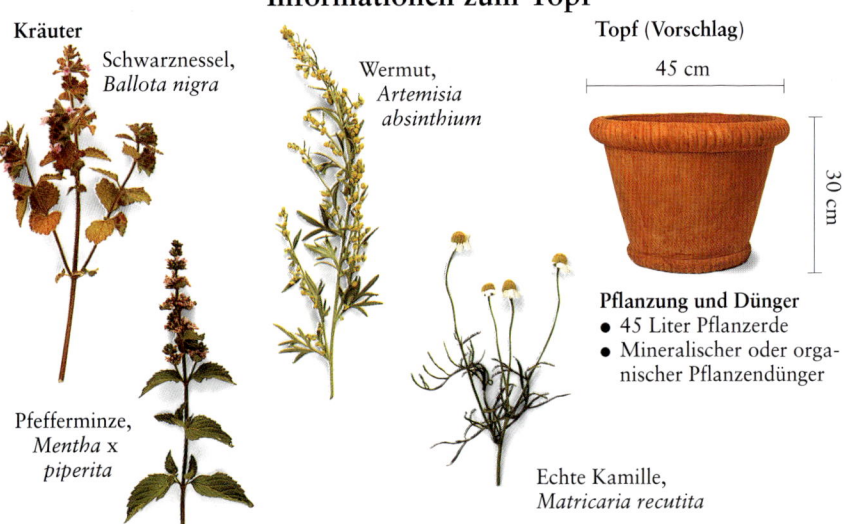

Kräuter

Schwarznessel, *Ballota nigra*

Wermut, *Artemisia absinthium*

Topf (Vorschlag)

45 cm

30 cm

Pflanzung und Dünger
- 45 Liter Pflanzerde
- Mineralischer oder organischer Pflanzendünger

Pfefferminze, *Mentha x piperita*

Echte Kamille, *Matricaria recutita*

Kultur

Pflanzen Sie einen Wermut und eine Schwarznessel sowie eine Pfefferminze. Ziehen Sie Kamille aus Samen an (drei Pflanzen).
Standort: Sonne mit leichtem Schatten.
Gießen: regelmäßig während des Sommers.
Düngen: ab Hochsommer einmal monatlich.
Pflege: alle Kräuter zurückschneiden und die Blüten der Kamille entfernen.

Ernte: Kraut des Wermuts, der Schwarznessel und Pfefferminze nach Bedarf. Pflücken Sie Kamillenblüten nach dem Erscheinen.
Vermehren: Pfefferminze über bewurzelte Sprosse; Wermut teilen (S. 83). Schwarznessel neigt dazu, seitlich zu wuchern (teilen, wenn nötig). Im Herbst Kamillensamen sammeln, im Frühjahr aussäen (S. 80).

Rezepte

Tee gegen Reisekrankheit
Bereiten Sie eine Kanne Tee (S. 88) aus je einer Handvoll Pfefferminzblättern und Kamillenblüten; Tee abkühlen lassen; abseihen und in eine Flasche füllen. Ab und zu während einer Reise oder bei Übelkeit trinken.

Tropfen gegen Übelkeit
Gegenanzeige siehe Nebenseite. Lassen Sie einen Zweig Schwarznessel und Wermut in 100 ml süßem Wein ziehen; einen Monat stehen lassen; abseihen und in eine Tropfflasche füllen. Vor und während der Reise zwei bis vier Tropfen.

❀ **Wermut**
Aus Wermut, einer hübschen
Pflanze mit limonengrünen Blüten,
wurde früher der Absinth herge-
stellt.
Gegenanzeige
● Schwangere sollten keinen
    Wermut
    einnehmen.

❧ **Pfefferminze**
Wie alle Minzen
breitet sich die Pfef-
ferminze stark aus;
im Topf, wo regel-
mäßig Blätter ent-
nommen werden,
bleibt das Wachs-
tum begrenzt.

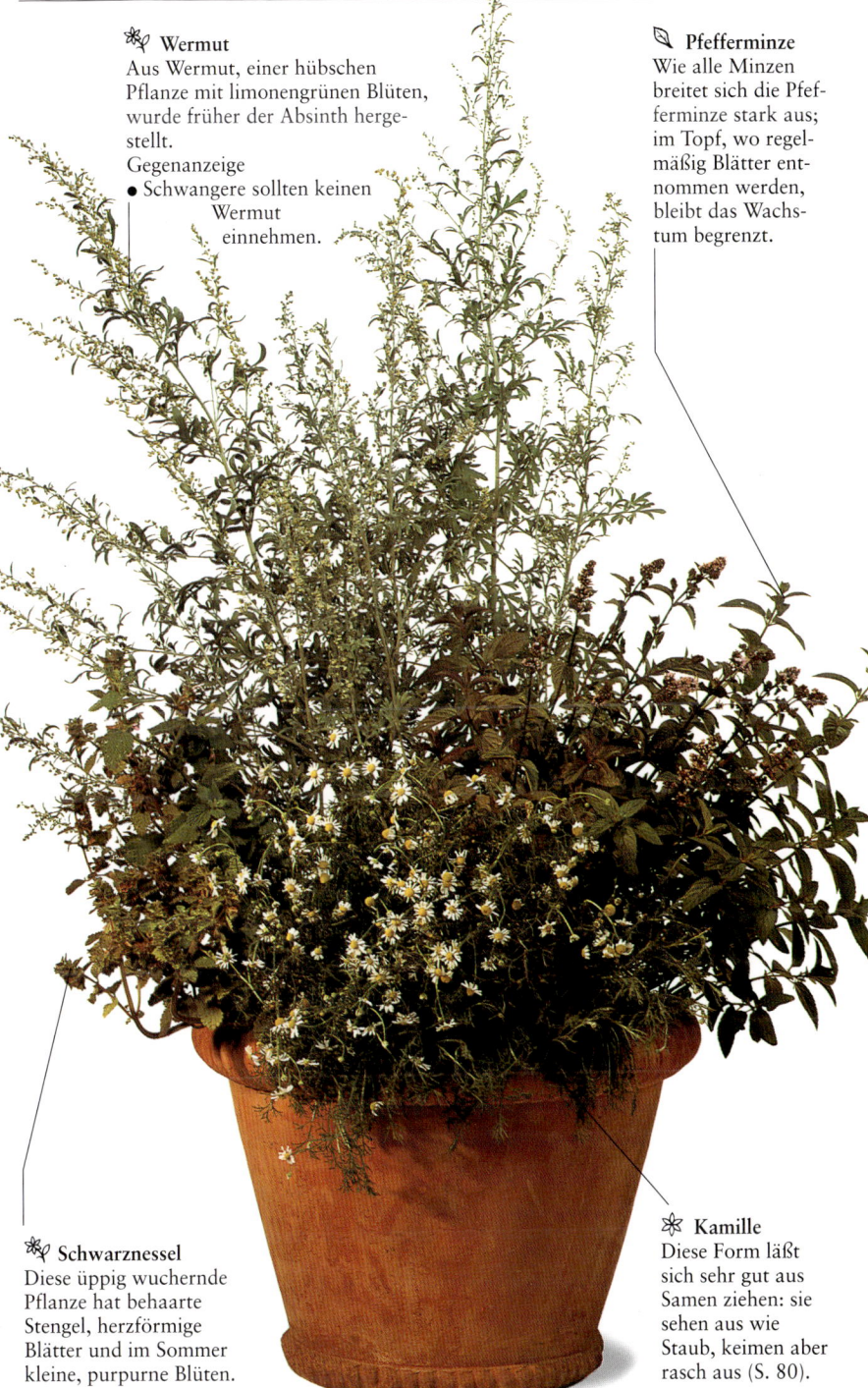

❀ **Schwarznessel**
Diese üppig wuchernde
Pflanze hat behaarte
Stengel, herzförmige
Blätter und im Sommer
kleine, purpurne Blüten.

✳ **Kamille**
Diese Form läßt
sich sehr gut aus
Samen ziehen: sie
sehen aus wie
Staub, keimen aber
rasch aus (S. 80).

NERVÖSE ERSCHÖPFUNG

Boretsch regt die Adrenalin produzierenden Drüsen an und hilft daher, mit Streß fertig zu werden. Rosmarin und Lavendel fördern die Entspannung und wirken Depression entgegen. Hagebutten enthalten viel Vitamin C und unterstützen die Abwehrkräfte des Körpers.

Informationen zum Topf

Kräuter

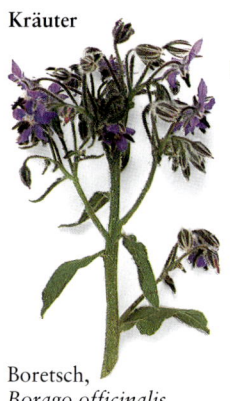

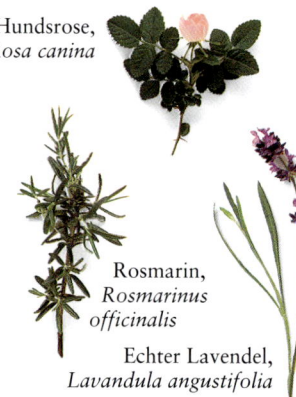

Hundsrose,
Rosa canina

Topf (Vorschlag)

45 cm

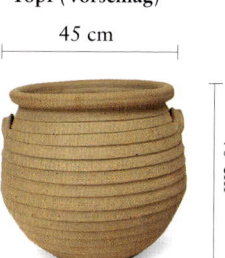

40 cm

Rosmarin,
Rosmarinus officinalis

Boretsch,
Borago officinalis

Echter Lavendel,
Lavandula angustifolia

Pflanzung und Dünger
- 55 Liter Pflanzerde
- Mineralischer oder organischer Pflanzendünger

Kultur

Pflanzen Sie zwei Rosmarin-, zwei Lavendel- und eine Boretschpflanze sowie eine Hundsrose.
Standort: sonniger Platz.
Gießen: häufig bei trockenem, heißem Wetter.
Düngen: sechs Wochen nach der Bepflanzung wöchentlich mit verdünnter Düngerlösung.
Pflege: Lavendel und Rosmarin zurückschneiden; entfernen Sie Blattläuse von der Hundsrose mit Schmierseifenlösung.
Ernte: krautige Teile von Boretsch und Rosmarin nach Bedarf; Lavendel vor Öffnung der Blüten; Hagebutten, wenn sie reif sind.
Vermehren: Rosmarin und Lavendel über Stecklinge (S. 82); die Rose kann über die Samen aus den Hagebutten vermehrt werden (drei Jahre bis zur Reife, S. 80). Boretschsamen werden im Herbst gesammelt und für den nächsten Frühling ausgesät.

Rezepte

Stärkungstee aus Hagebutten
Bereiten Sie einen Tee (S. 88) aus drei bis vier Hagebutten auf eine Tasse kochendes Wassser; gut abseihen; täglich trinken.

Boretsch-Tinktur
Gegenanzeige siehe Nebenseite.
Pflücken Sie genug Boretschkraut, um ein kleines Glas zu füllen. Füllen Sie mit einer Alkohol-Wasser-Mischung auf (S. 90). Sie können einen Teelöffel dieses milden Stärkungsmittels in warmem Wasser auflösen und bei Streß dreimal täglich trinken.

Lavendel- und Rosmarin-Tee
Bereiten Sie einen Tee (S. 88) mit jeweils einem Zweig auf eine Tasse kochendes Wasser. Nach Bedarf eine Tasse täglich.

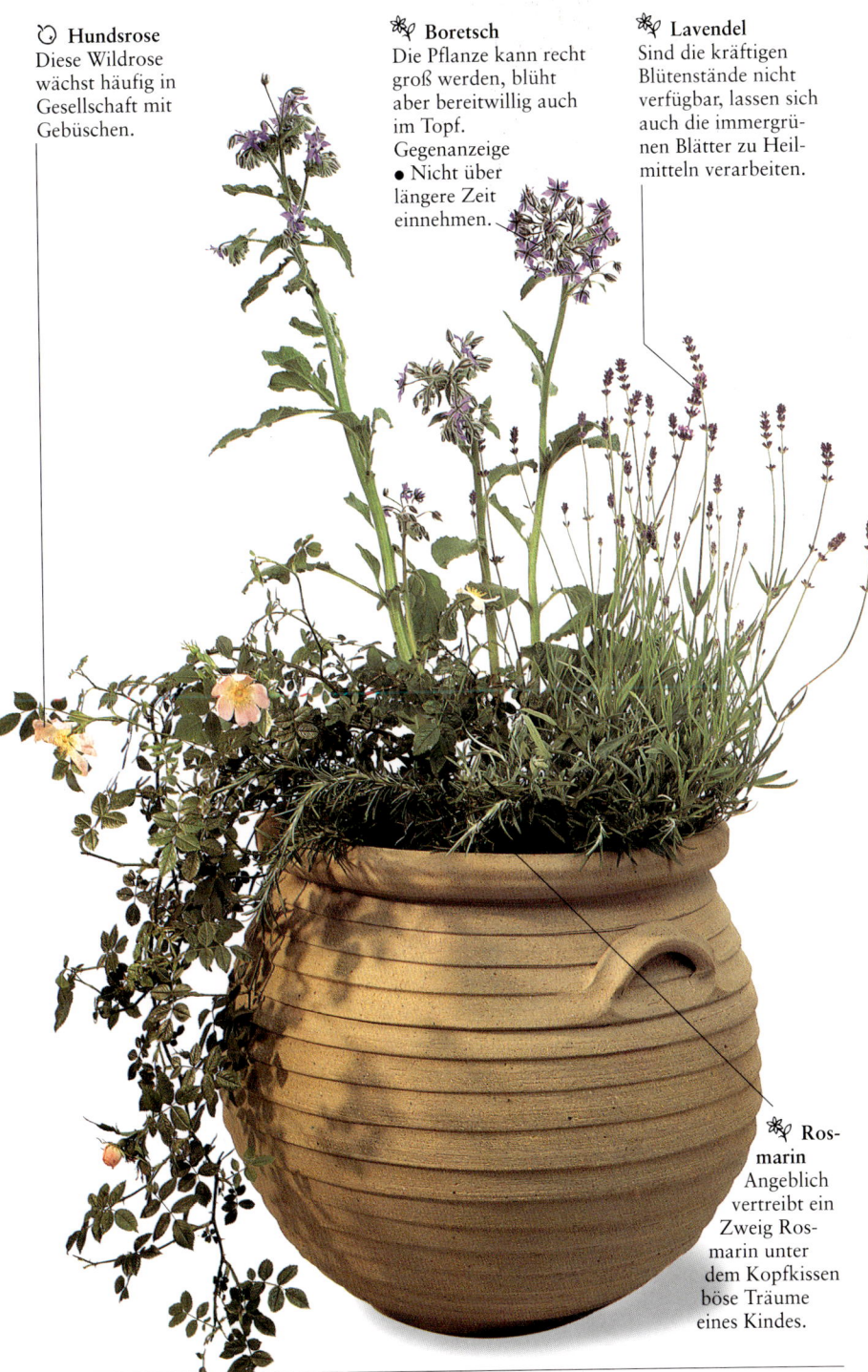

Hundsrose
Diese Wildrose
wächst häufig in
Gesellschaft mit
Gebüschen.

Boretsch
Die Pflanze kann recht
groß werden, blüht
aber bereitwillig auch
im Topf.
Gegenanzeige
● Nicht über
längere Zeit
einnehmen.

Lavendel
Sind die kräftigen
Blütenstände nicht
verfügbar, lassen sich
auch die immergrü-
nen Blätter zu Heil-
mitteln verarbeiten.

**Ros-
marin**
Angeblich
vertreibt ein
Zweig Ros-
marin unter
dem Kopfkissen
böse Träume
eines Kindes.

CHOLESTERIN-KONTROLLE

*Knoblauch, Bärenlauch und Schnittlauch gehören wie die Küchen-
zwiebel zur Familie der Lilien. Sie wirken nicht nur infektionshemmend, sondern steigern auch die Fettverdauung des Körpers.
Die Eberraute unterstützt die Leber beim Abbau von Fett.*

Informationen zum Topf

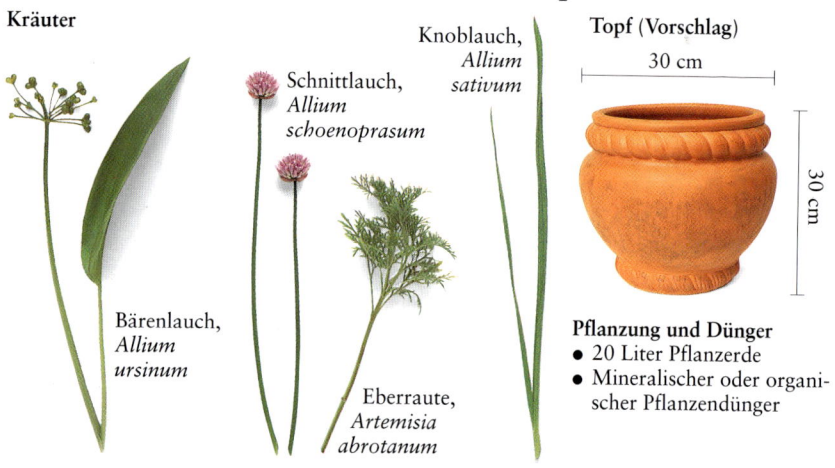

Kräuter

Schnittlauch,
*Allium
schoenoprasum*

Knoblauch,
*Allium
sativum*

Topf (Vorschlag)

30 cm

30 cm

Bärenlauch,
*Allium
ursinum*

Eberraute,
*Artemisia
abrotanum*

Pflanzung und Dünger
● 20 Liter Pflanzerde
● Mineralischer oder organischer Pflanzendünger

Kultur

Pflanzen Sie vier Knoblauch, einen Bärenlauch, zwei Schnittlauch sowie zwei Eber-
rauten.
Standort: schattiger Platz.
Gießen: häufig, besonders wenn Bärenlauch blüht.
Düngen: monatlich während des Sommers.
Pflege: schneiden Sie die Blätter von
Schnittlauch, Bärenlauch und Knoblauch
ab; knipsen Sie die Triebspitzen der Eberraute ab.

Ernte: Kraut der Eberraute nach Bedarf
ernten; frische Blätter von Schnittlauch
und Bärenlauch pflücken; Knoblauchzehen werden im Spätsommer ausgegraben.
Vermehren: Eberraute über Stecklinge im
Frühling oder Frühsommer (S. 82). Schnittlauch und Bärenlauch vermehren sich gut
im Topf. Knoblauchzehen sollten im
Herbst für das kommende Jahr eingesetzt
werden.

Rezepte

Tee aus Eberraute
Gegenanzeige siehe Nebenseite.
Eberraute hat ein exotisches Aroma.
Man bereitet einen Tee (S. 88), der die
Verdauung fördert, mit einem Zweig
auf eine Tasse kochendes Wasser. Vor
den Hauptmahlzeiten eine heiße Tasse.

Sirup aus Lauch und Schnittlauch
Zerkleinern Sie zwei Bärenlauch-
pflanzen oder drei Knoblauchzehen,
dazu zwei bis drei Schnittlauchblätter;
zu 250 ml Sirup (S. 89) geben; abkühlen, abseihen, abfüllen. Je ein Teelöffel
dreimal täglich vor den Mahlzeiten.

❄❀ Schnittlauch

Die hohlen, nach Zwiebeln schmeckenden Blätter fördern die Verdauung und können reichlich für Salate und kalte Speisen verwendet werden.

◐ Knoblauch

Dieses bekannte Küchengewürz läßt sich leicht aus einer Zehe heranziehen.

❄❀ Eberraute

Zusammen mit Lavendel und Buchs wurde sie traditionell als Begrenzung von Kräutergärten angepflanzt.
Gegenanzeige
● Schwangere sollten das Kraut nicht verwenden.

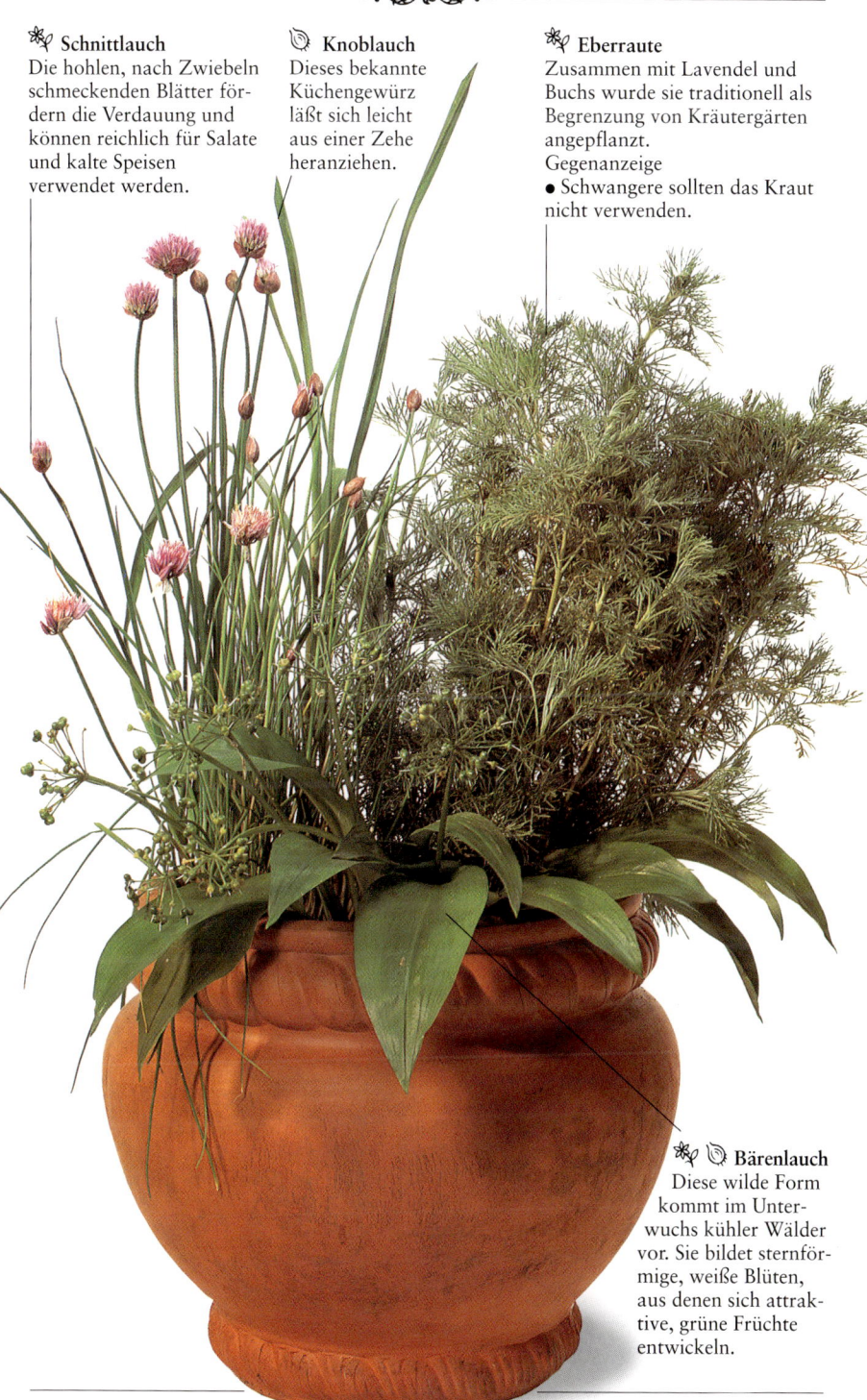

❄❀ ◐ Bärenlauch

Diese wilde Form kommt im Unterwuchs kühler Wälder vor. Sie bildet sternförmige, weiße Blüten, aus denen sich attraktive, grüne Früchte entwickeln.

Vitamine und Mineralien

Petersilie reinigt das Blut und ist reich an Vitamin C und Eisen. Luzerne enthält viele Vitamine und Mineralien, darunter Zink, das Entzündungen hemmt und auch in Huflattich enthalten ist. Brennessel und Krauser Ampfer enthalten viel Eisen.

Informationen zum Topf

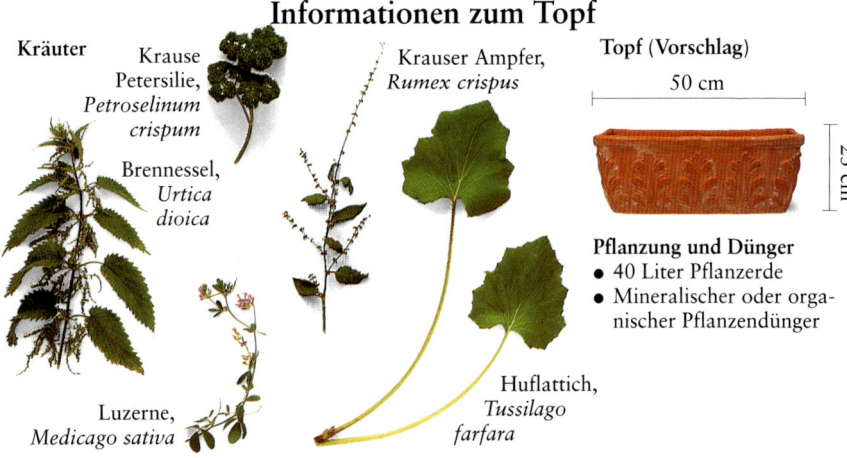

Kräuter

Krause Petersilie, *Petroselinum crispum*

Brennessel, *Urtica dioica*

Krauser Ampfer, *Rumex crispus*

Luzerne, *Medicago sativa*

Huflattich, *Tussilago farfara*

Topf (Vorschlag)

50 cm

25 cm

Pflanzung und Dünger
- 40 Liter Pflanzerde
- Mineralischer oder organischer Pflanzendünger

Kultur

Säen Sie im Frühling Luzerne und Huflattich aus (Samenschale); 10 cm hohe Pflänzchen in den Topf setzen. Brennessel und Ampfer werden direkt im Topf ausgesät; im Frühling vier Petersilie einpflanzen. **Standort:** schattiger Platz. **Gießen:** täglich im Sommer. **Düngen:** im Sommer alle zwei Wochen. **Pflege:** Brennessel zurückschneiden; Spitzentriebe der Luzerne abknipsen.

Ernte: Kraut von Huflattich, Brennessel und Petersilie nach Bedarf. Sammeln Sie Luzernensamen ein; Ampferwurzeln im Herbst ausgraben.
Vermehren: Huflattich, Ampfer und Brennessel über Wurzelstecklinge (S. 83). Behalten Sie Luzernesamen für die Aussaat (S. 80); Petersilie ist zweijährig, sammeln und säen Sie entsprechend für das übernächste Jahr.

Rezepte

Nahrhafte Luzernesprosse
Lassen Sie einen Eßlöffel Samen in vier Eßlöffeln Wasser über Nacht quellen; Wasser abgießen und die Samen im Dunkeln keimen lassen (drei Tage, zweimal täglich anfeuchten). Luzernesprosse zu Salaten und aufs Brot.

Reinigungstee
Bereiten Sie eine Kanne Tee (S. 88) aus Nesselblättern; dreimal täglich.

Stärkungstee
Gegenanzeigen siehe Nebenseite. Machen Sie einen Tee (S. 88) aus einem Blatt Huflattich und einem Zweig Petersilie auf eine Tasse Wasser. Dreimal täglich.

Stärkungsirup aus Krausem Ampfer
Ein 30 cm langes Wurzelstück, zerkleinert, 15 min. in 500 ml Wasser kochen; 500 g Zucker dazu; rühren, bis Zucker aufgelöst; abseihen. Einen Teelöffel täglich.

Luzerne
Obwohl die
Luzerne (auch
Alfalfa genannt)
tiefreichende Wur-
zeln hat, wächst sie
auch gut im engen
Topf. Sie hat hüb-
sche, rosa, klee-
artige Blüten.

Huflattich
Die Blütenstände
mit den mattgelben
Blüten erscheinen
noch vor den roset-
tig stehenden Blät-
tern im Frühling.
Gegenanzeige
● Nicht über län-
gere Zeit einnehmen.

Brennessel
Aus jungen Trieb-
spitzen kann man
Suppe kochen. Tra-
gen Sie beim
Pflücken Hand-
schuhe! Zum Glück
„beißen" gekochte
Nesseln nicht mehr.

Krauser Ampfer
Diese im Garten
ungeliebte Pflanze
mit winzigen,
unauffälligen Blüten
ist mineralstoff-
reich.

Petersilie
Dieses bekannte Küchen-
kraut hat krause Blätter.
Gegenanzeige
● Schwangere sollten
hohe Dosen meiden.

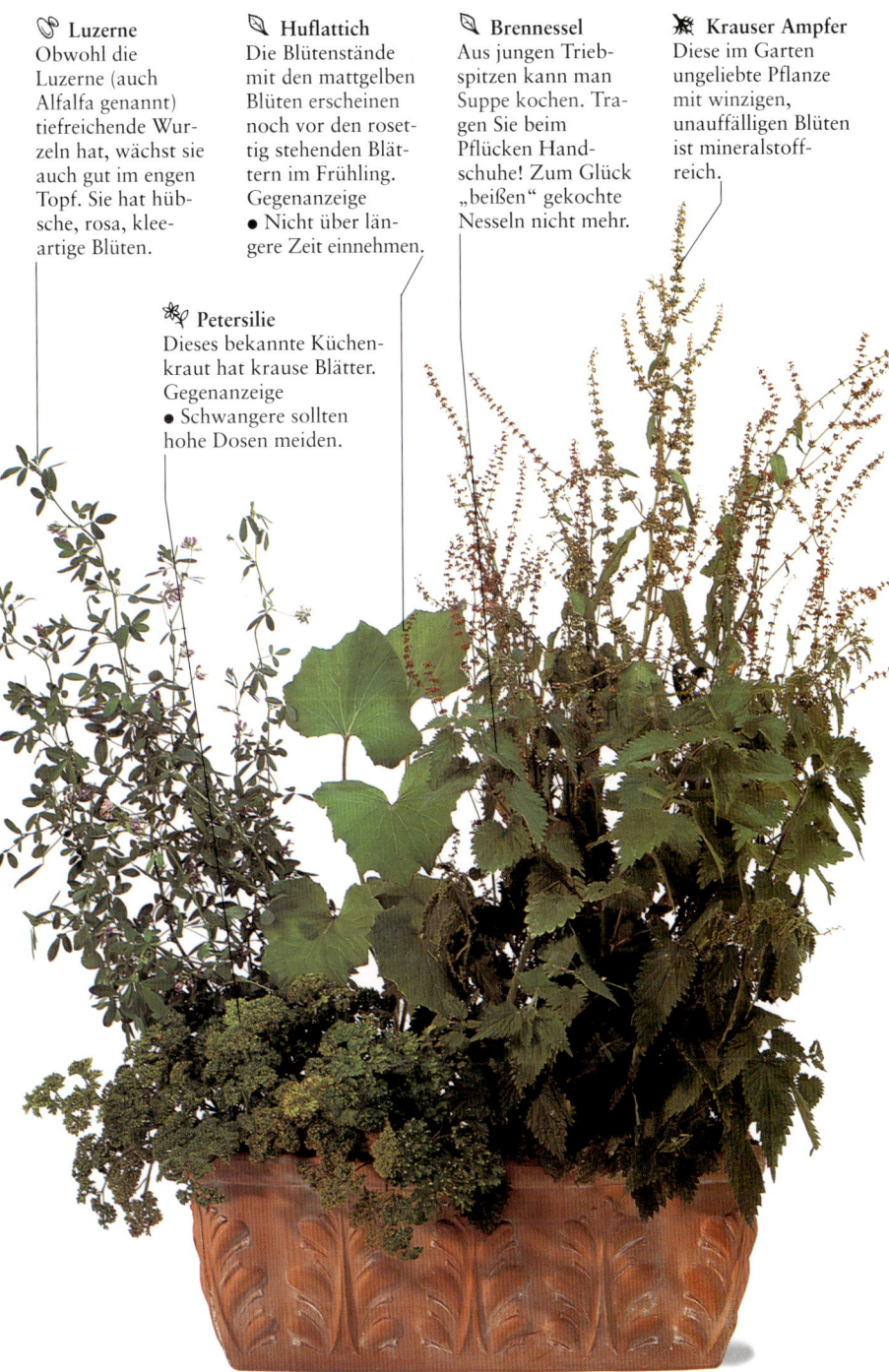

STÄRKUNG DER ABWEHRKRÄFTE

Diese Kräuter regen das körpereigene Abwehrsystem an. Sonnenhut steigert die Aktivität der weißen Blutkörperchen, und die Färberhülse erhöht die Widerstandskraft des Körpers. Ringelblumen unterstützen das Lymphsystem, während Wasserdost allgemein stärkend wirkt.

Informationen zum Topf

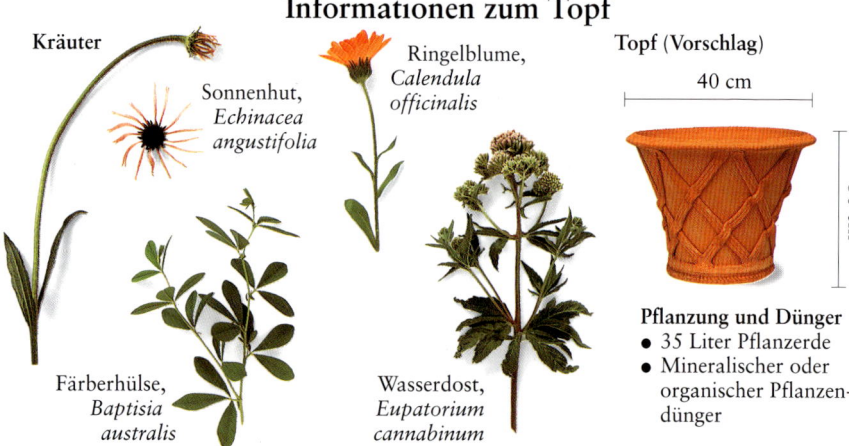

Kräuter

Sonnenhut,
*Echinacea
angustifolia*

Ringelblume,
*Calendula
officinalis*

Topf (Vorschlag)

40 cm

30 cm

Färberhülse,
*Baptisia
australis*

Wasserdost,
*Eupatorium
cannabinum*

Pflanzung und Dünger
- 35 Liter Pflanzerde
- Mineralischer oder organischer Pflanzendünger

Kultur

Pflanzen Sie je zwei Sonnenhut- und Wasserdostpflanzen sowie eine Färberhülse. Ergänzen Sie drei Ringelblumenpflanzen (oder säen Sie eine entsprechende Menge aus, S. 80).
Standort: sonniger Platz.
Gießen: täglich bei heißem, trockenem Wetter.
Düngen: während des Sommers alle zwei Wochen (halbkonzentrierte Düngerlösung).
Pflege: entfernen Sie Verblühtes von Sonnenhut und Ringelblume (fördert Neubildung von Blüten).
Ernte: Blüten der Ringelblume nach dem Öffnen; Kraut von Wasserdost vor dem Blühen; Wurzeln von Färberhülse und Sonnenhut im Herbst.
Vermehren: Wasserdost über bewurzelte Sprosse (S. 83). Ringelblumensamen sammeln (Aussaat im Frühling, S. 80); Teilung von ausgereiftem Sonnenhut und Färberhülse (S. 83).

Rezepte

Abkochung bei Infektionen
Gegenanzeige siehe Nebenseite. Abkochung (S. 89) mit den Wurzeln von Sonnenhut und Färberhülse (je ein halber Teelöffel); 10 min. simmern lassen; abseihen; dreimal täglich eine Tasse.

Stärkungstinktur aus Ringelblume
Füllen Sie ein Marmeladenglas dreiviertel voll mit Blüten, und gießen Sie Wodka darüber, bis alles bedeckt ist; einen Monat stehen lassen; abseihen und abfüllen. Dreimal täglich einen Teelöffel.

Stärkungstee
Gegenanzeige siehe Nebenseite. Bereiten Sie einen Tee (S. 88) aus dem Kraut des Wasserdosts. Dreimal täglich eine Tasse, wenn Sie eine Infektion befürchten.

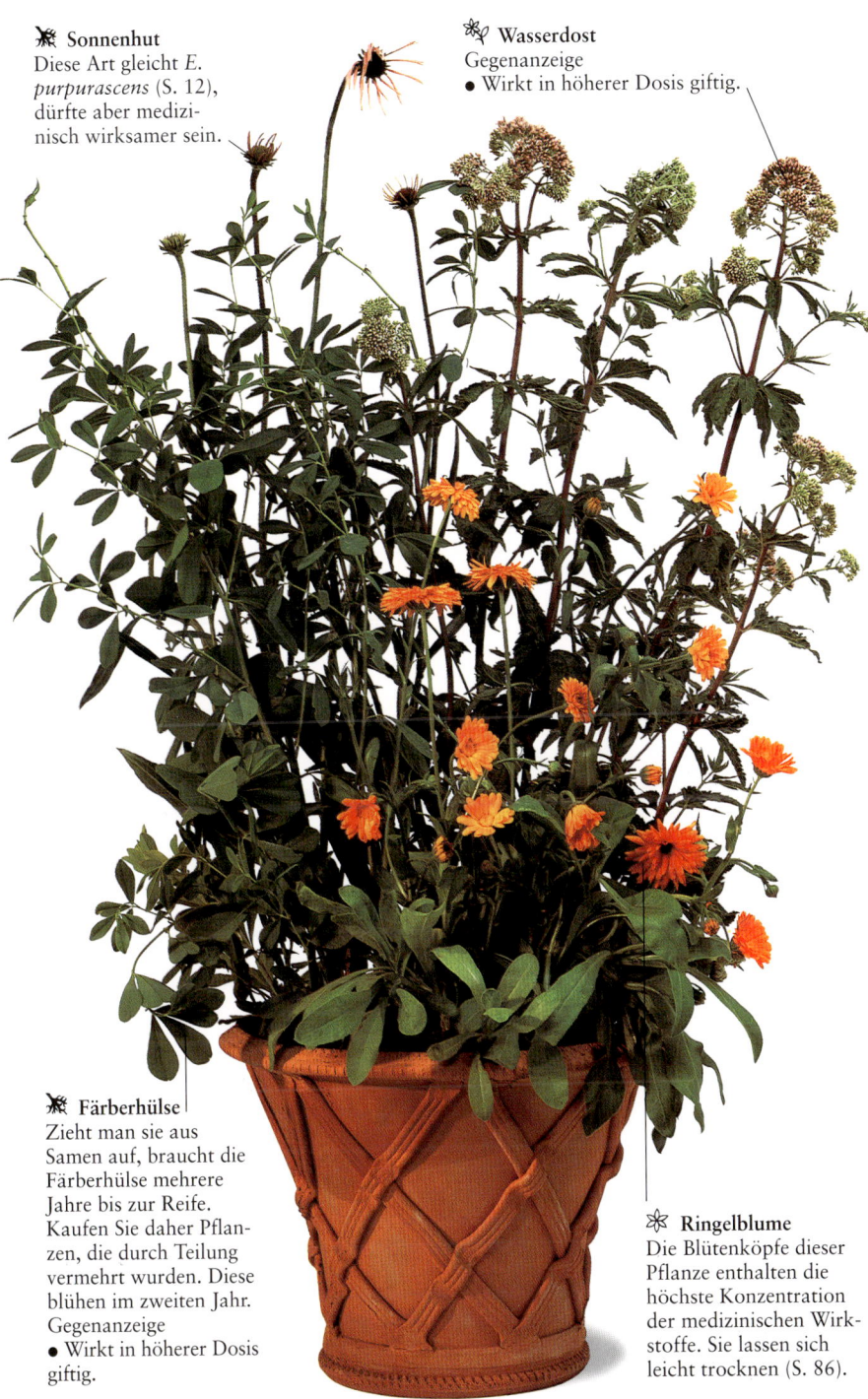

❈ **Sonnenhut**
Diese Art gleicht *E.
purpurascens* (S. 12),
dürfte aber medizi-
nisch wirksamer sein.

❀ **Wasserdost**
Gegenanzeige
● Wirkt in höherer Dosis giftig.

❈ **Färberhülse**
Zieht man sie aus
Samen auf, braucht die
Färberhülse mehrere
Jahre bis zur Reife.
Kaufen Sie daher Pflan-
zen, die durch Teilung
vermehrt wurden. Diese
blühen im zweiten Jahr.
Gegenanzeige
● Wirkt in höherer Dosis
giftig.

❈ **Ringelblume**
Die Blütenköpfe dieser
Pflanze enthalten die
höchste Konzentration
der medizinischen Wirk-
stoffe. Sie lassen sich
leicht trocknen (S. 86).

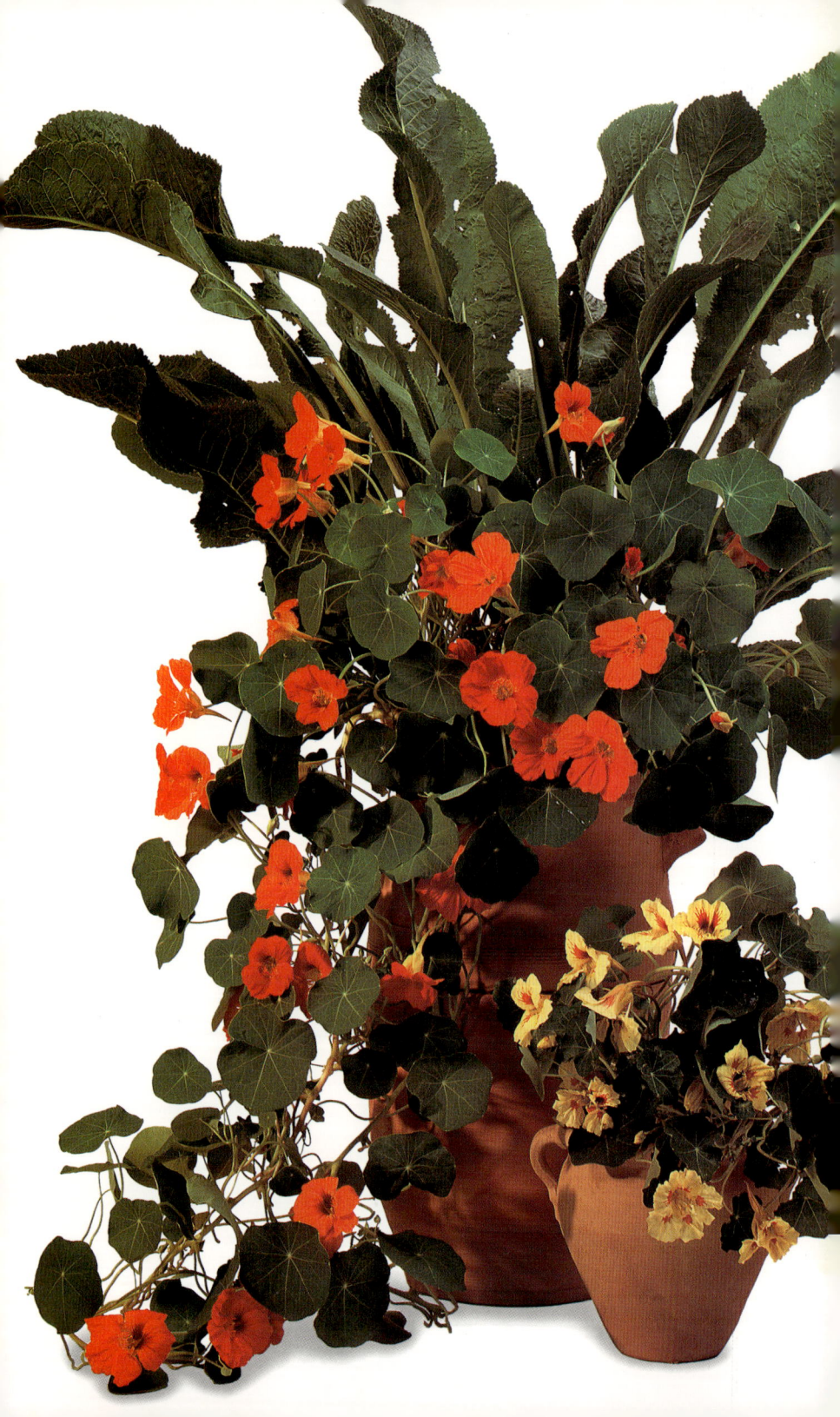

KRÄUTERPRAXIS UND KRÄUTER-MEDIZIN

Die wichtigsten Methoden, Pflanzen zu kultivieren und zu vermehren – über Samen, Stecklinge und Teilung – finden Sie Bild für Bild auf den Seiten 80 bis 83. Die Seiten 84 bis 85 geben Ihnen Hilfestellung, wie die Töpfe bepflanzt werden. Auf den Seiten 86 bis 92 ist dargestellt, wie man mit einfachen Küchengeräten Kräuter-medizin herstellt.

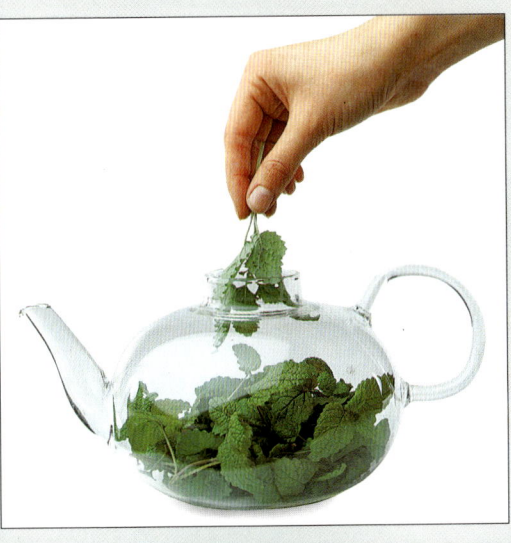

VERMEHRUNG

Die Vermehrung von Pflanzen ist sehr befriedigend. Sammeln Sie im Herbst Samen, und schneiden Sie Stecklinge. Zum Herbstende leeren Sie die Töpfe: Schneiden Sie Wurzelstecklinge, teilen Sie Wurzelballen, und pflanzen Sie Stauden und Sträucher neu ein.

Aussaat

Diese Methode verwendet man bei einjährigen Pflanzen (hier die Echte Kamille). Sie gilt sowohl für gekaufte als auch für selbst gesammelte Samen. Können die Samenschalen vor Frost geschützt werden, säen Sie die Pflanzen bereits im Herbst für den nächsten Frühling aus; sonst so früh wie möglich im Frühjahr.

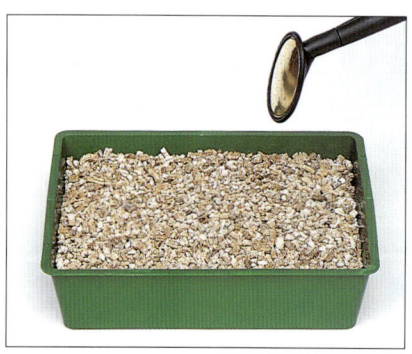

1 Füllen Sie eine Samenschale mit einem Substrat für Samen oder Vermiculit. Leicht andrücken und gründlich wässern.

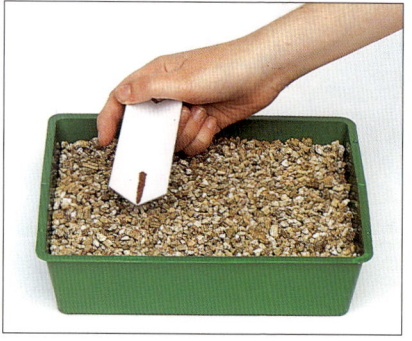

2 Streuen Sie den Samen aus. Verwenden Sie bei sehr feinem Samen geknickte Pappe; klopfend gleichmäßig verteilen.

Denken Sie daran, die Samenschalen zu beschriften.

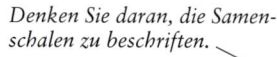

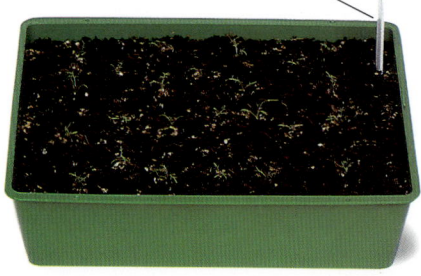

3 Decken Sie die Oberfläche mit einer dünnen Schicht Substrat oder Vermiculit ab; heller, zugfreier Platz ohne direkte Sonne. Täglich prüfen und mit lauwarmem Wasser (Gießkanne mit sehr feiner Tülle) gießen; Substrat darf nicht austrocknen.

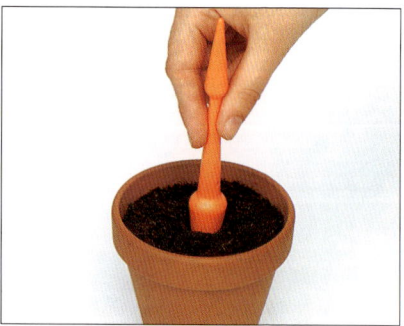

4 Nach drei bis vier Wochen, wenn die Keimpflänzchen robust genug für das Pikieren sind, bereiten Sie so viele Blumentöpfe vor, wie Sie Pflanzen brauchen. Blumenerde einfüllen, festdrücken und mit einem Stempel ein Loch eindrücken.

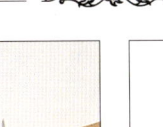

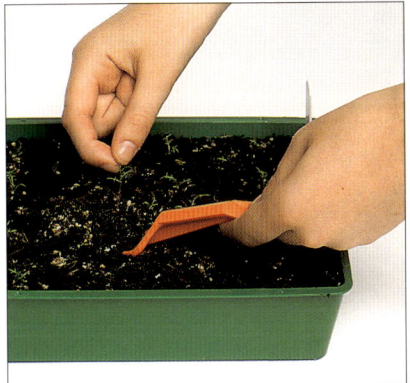

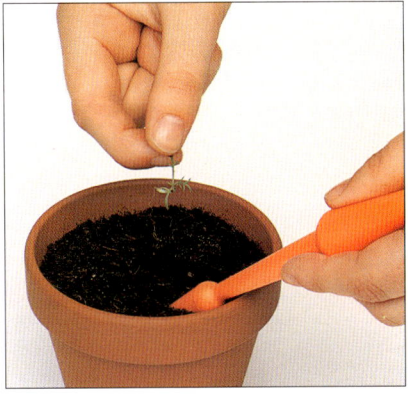

5 Ziehen Sie mit Hilfe eines Teelöffels oder Pikierstabes ein kräftiges Pflänzchen aus der Schale; packen Sie es vorsichtig nur an den Blättern an.

6 Setzen Sie in jeden Blumentopf eine Keimpflanze ein; Wurzeln vorsichtig einfügen; dann die Erde um den Setzling leicht andrücken; beschriften.

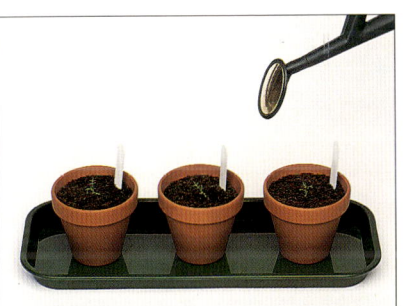

Starkes Spitzenwachstum zeigt, daß die Kamille in einen großen Topf umgepflanzt werden kann.

7 Setzen Sie die Töpfe in einen Untersetzer; gießen mit feiner Tülle. Stellen Sie die Töpfe an einen hellen Platz ohne Luftzug; täglich kontrollieren und feucht halten.

8 Sobald die Pflanzen mehr Blätter gebildet haben und die Wurzeln den Topf ausfüllen, werden sie in den großen Topf umgepflanzt. Fand die Anzucht im Warmen statt, müssen Sie die Pflanzen nun nach und nach an die Außentemperaturen gewöhnen (abhärten, wenn kein Frost mehr droht).

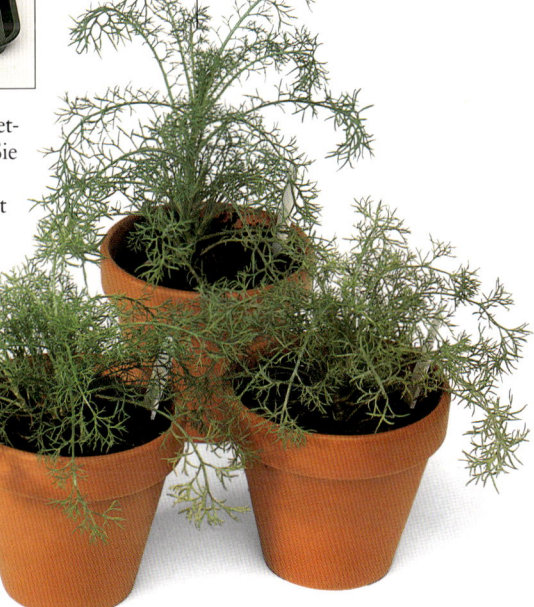

Stecklinge

Für strauchige Pflanzen wie Lavendel, Rosmarin, Thymian und Eberraute ist die Vermehrung über Stecklinge ideal. Man nimmt sie von nicht blühenden Sprossen während der Vegetationsperiode ab; bewurzeln und weiter wachsen lassen. Im nächsten Frühling werden die Stecklinge in den großen Topf gepflanzt.

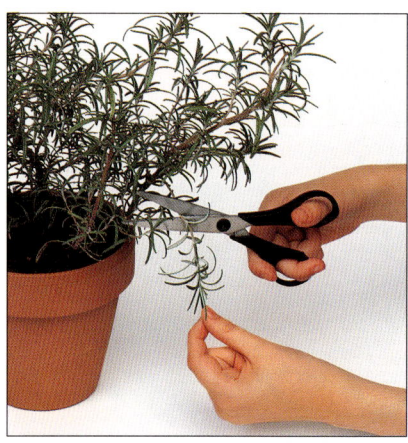

1 Wählen Sie vier bis fünf gesunde Seitentriebe aus. Schneiden Sie mit einer Schere etwa fingerlange Stücke ab.

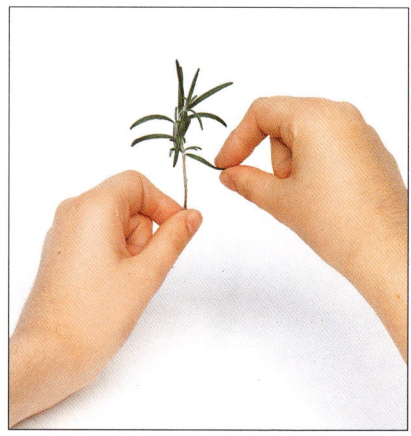

2 Entfernen Sie die Blätter bis auf die oberen. Schneiden Sie den Trieb unterhalb eines Knotens sauber ab.

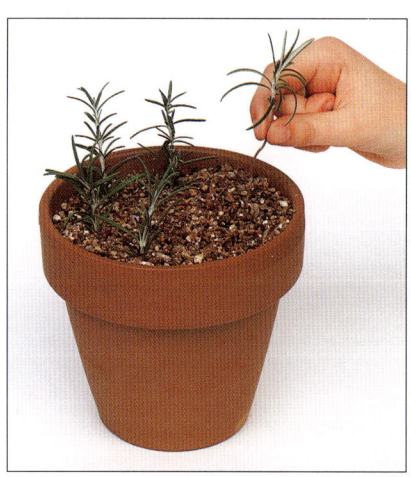

3 Stecken Sie die Stecklinge in einen Topf (14 cm; Stecklingssubstrat); gießen; hell, zugfrei stellen. Ziehen Sie nach 2 bis 4 Wochen vorsichtig an den Stecklingen; bewurzelte leisten Widerstand; ansonsten warten Sie noch eine Woche.

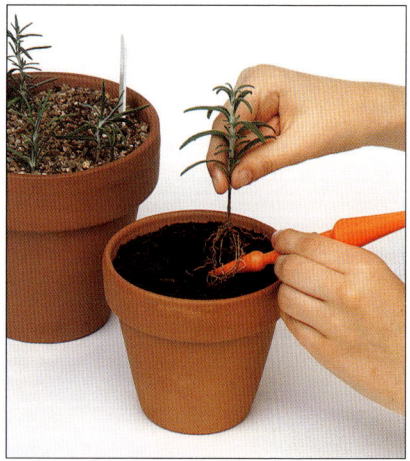

4 Jeder der bewurzelten Stecklinge kommt in einen 9-cm-Topf mit Blumenerde; beschriften und an geschütztem Platz kühl überwintern. Im Frühling sollten die Pflanzen in den großen Topf gesetzt werden.

Wurzelstecklinge

Sie können Ihren Vorrat an winterharten Stauden wie Meerrettich, Beinwell und Alant über Wurzelstecklinge aufstocken. Nehmen Sie die Stecklinge im Herbst, bekommen Sie Pflanzen für das nächste Frühjahr. Entfernen Sie die Mutterpflanze aus dem Topf, und schneiden Sie einige gesunde Wurzeln mit einer Schere ab.

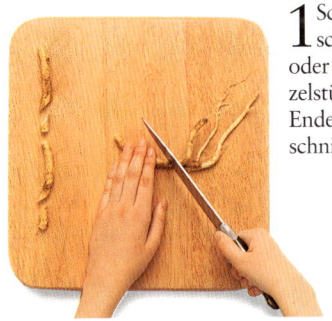

1 Schneiden Sie mit einem scharfen Messer vier oder fünf fingerlange Wurzelstücke ab (das „untere" Ende sollte schräg abgeschnitten werden).

2 Drücken Sie die Stecklinge mit dem schrägen Ende nach unten in einen Blumentopf; gießen, beschriften und feucht halten.

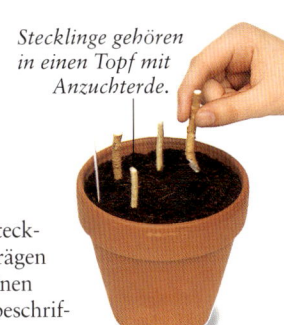

Stecklinge gehören in einen Topf mit Anzuchterde.

Tochterpflänzchen

Ziest, Wegerich, Römische Kamille und Frauenmantel bilden um die Mutterpflanze herum Tochterpflänzchen aus. Entfernen Sie beim Ausleeren des Topfes diese Pflänzchen vorsichtig vom Wurzelballen; eintopfen, gießen und geschützt bis zum nächsten Frühjahr überwintern.

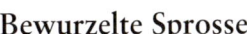

Ziehen Sie vorsichtig die Wurzeln der Tochterpflanzen heraus.

Bewurzelte Sprosse

Einige Pflanzen, wie z. B. Minze und Gundermann, bilden während der Vegetationsperiode neue Wurzeln und Triebe an ihren Sprossen aus. Schneiden Sie solche bewurzelten Sprosse von der Mutterpflanze ab; neu einpflanzen. Erfüllt das Wurzelwerk der Mutterpflanze bereits den ganzen Topf, kommt sie auf den Kompost.

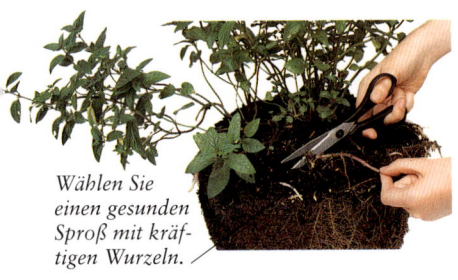

Wählen Sie einen gesunden Sproß mit kräftigen Wurzeln.

Teilung des Wurzelballens

Winterharte Stauden wie Sonnenhut brauchen mehrere Jahre bis zur Reife. Zu große Pflanzen werden ausgetopft und geteilt. Schütteln Sie die Erde gründlich ab, und zerschneiden Sie den Ballen in zwei oder mehr Teile; aus wieder eingepflanzten Wurzeln treiben im Folgejahr kräftige Pflanzen aus.

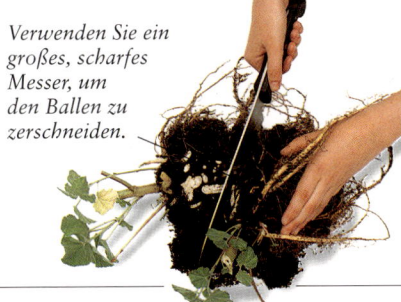

Verwenden Sie ein großes, scharfes Messer, um den Ballen zu zerschneiden.

Bepflanzung des Topfes

*Blumentöpfe sehen nicht nur gut aus, sie erlau-
ben auch die Kultur stark wuchernder Pflanzen
wie Pfefferminze, Huflattich und Brennesseln. Solche
Pflanzen breiten sich in offenem Boden allzu leicht aus.*

Pflanzerde

Topfpflanzen brauchen eine gute Blumenerde mit hohem Anteil an organi-
schem Material. Sie können solche Blumenerde kaufen oder selbst herstellen.
Am besten eignet sich dunkle, krümelige
Erde (kein Lehm). Die angegebene Menge
reicht für einen 40 cm breiten und 30 cm
tiefen Topf.

- 1 Eimer gesiebte Gartenerde
- ½ Eimer grober Sand
- ¾ Eimer Blatt- oder Gartenkompost
- 1 Eßlöffel Knochenmehl
- 1 Teelöffel Algenmehl
- 1 Teelöffel gekalktes Algenmehl

Sieben Sie die Erde, und breiten Sie sie in
der Nähe des Topfes in einem Kreis aus
(80 cm Durchmesser). Streuen Sie die
übrigen Zutaten gleichmäßig darüber. Ziehen Sie alles zu einem Haufen zusammen,
und füllen Sie damit den Topf.

Gießen

Gießen Sie die Erde während der Vegetationsperiode regelmäßig mit einer Gießkanne.

Düngen

Etwa sechs Wochen nach der Bepflanzung
– danach regelmäßig – müssen die Nähr-
stoffe im Topf ergänzt werden. Sie können
einen mineralischen Dünger verwenden,
organische Dünger wie Algenextrakte
oder flüssige Kompostdünger eignen sich
jedoch besser für die Heilkräuter.

Pflege

Schneiden Sie während der Vegetationsperiode wuchernde Triebe zurück. Blüten,
die nicht für Rezepte oder zum Trocknen
gebraucht werden, sollten Sie entfernen,
um den Austrieb neuer Blüten anzuregen.
Achten Sie auf Blattläuse; sprühen Sie die
Pflanze mit einer Schmierseifenlösung ein
(in Garten-Centern erhältlich).

Gestaltung eines Topfes

Denken Sie an den späteren Standort des Topfes (Sonne,
Halbschatten, Schatten), bevor Sie ihn mit Blumenerde
füllen und Kräuter pflanzen.
Später ist er nur sehr
schwer zu bewegen.

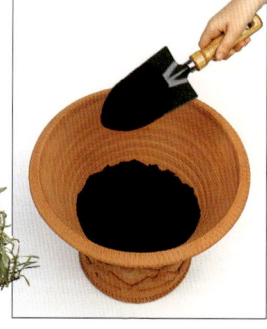

1 Legen Sie einige kleine
Steine über das Loch
im Boden des Topfes; fül-
len Sie halb mit Erde auf.

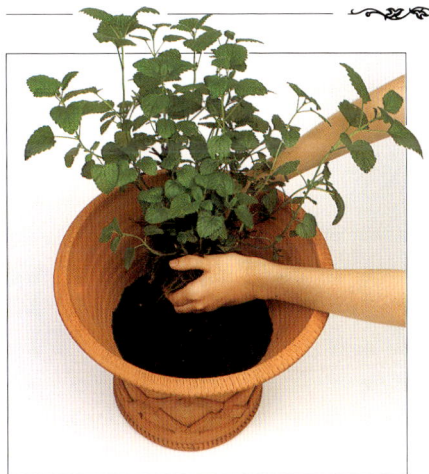

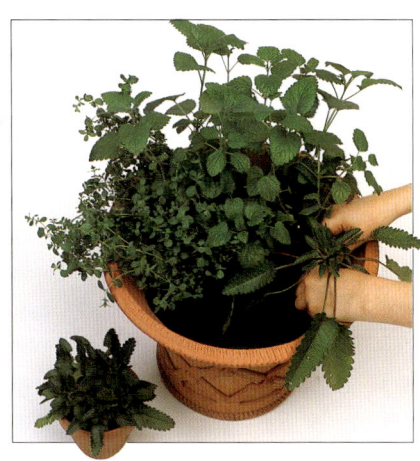

2 Wählen Sie für die Mitte eine große Pflanze aus; sie beansprucht sehr viel Wurzelraum. Klopfen Sie die Pflanze aus ihrem Container, ziehen Sie die Wurzeln auseinander, und setzen Sie sie in den Topf.

3 Füllen Sie nun Blumenerde ein (den Topf etwa dreiviertel füllen). Drücken Sie mit einer Grabschaufel Mulden in die Erde, und arrangieren Sie die übrigen Pflanzen (große in den Hintergrund).

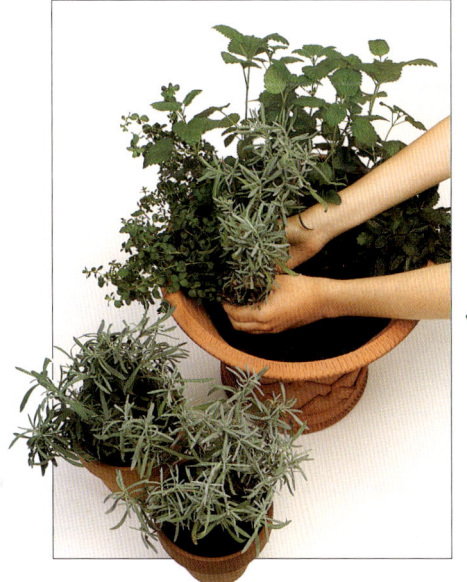

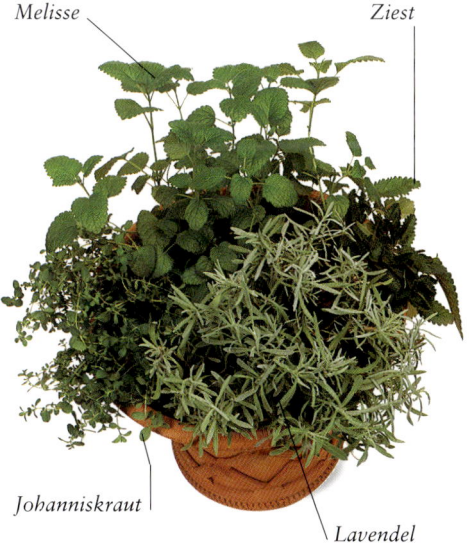

Melisse

Ziest

Johanniskraut

Lavendel

4 Setzen Sie kleinere Pflanzen vorne im Topf ein. Füllen Sie nun die restliche Erde ein; bis etwa 2,5 cm unter den Rand des Topfes (für das Gießwasser). Drücken Sie mit den Fingern die Erde leicht an, und fixieren Sie die Pflanzen.

5 Beschriften Sie die Pflanzen im Topf, und gießen Sie gründlich (Kanne mit feiner Tülle). Das Wasser muß die Erde erreichen und darf nicht über die Blätter abfließen. Gießen Sie in der ersten Woche zweimal täglich.

HERSTELLUNG VON KRÄUTERMEDIZIN

Kräutermedizin können Sie mit Hilfe einfacher Küchengeräte ganz leicht selbst herstellen. Dabei sollten Sie das reichliche Angebot frischer Kräuter während der Vegetationsperiode nutzen. Legen Sie aber auch einen Vorrat an getrockneten Kräutern für den Winter an.

Ernte und Aufbewahren

Sammeln Sie die Pflanzen an einem sonnigen Tag, wenn sie völlig trocken sind. Pflücken Sie nur geöffnete Blüten, und ernten Sie das Kraut vor der Blütezeit. Wurzeln und Knollen werden im Herbst ausgegraben. Trocknen Sie so viel Kräuter wie möglich. Frische Kräuter dürfen kurze Zeit in der Tiefkühltruhe bleiben (Plastikbeutel).

Trocknen

Heilkräuter verbraucht man möglichst frisch, sie lassen sich aber auch trocknen und in luftdichten Gefäßen aufbewahren (direktes Sonnenlicht meiden). Die meisten Kräuter halten sich so etwa sechs Monate. **Die Rezepte gelten für frische Kräuter; mit trockenem Material dürfen Sie nur jeweils die halbe Menge verwenden.**

Blüten

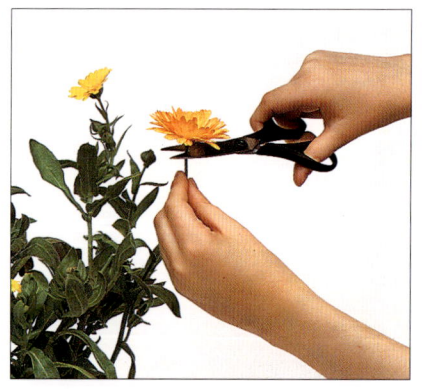

1 Pflücken oder schneiden Sie makellose, frische Blüten um die Mittagszeit ab, wenn sie völlig geöffnet sind. Achten Sie bei Ringelblumen darauf, auch die grünen Hochblätter um die Blütenstände mit abzuschneiden.

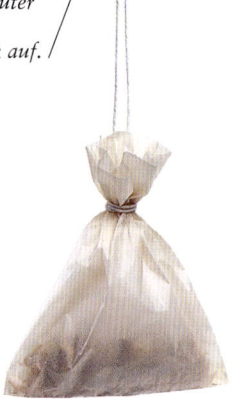

Hängen Sie die zu trocknenden Kräuter an einer Schnur über einem Stock auf.

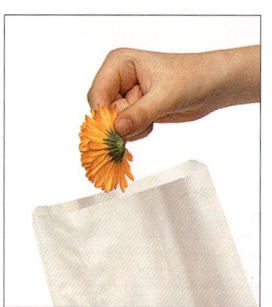

2 Füllen Sie die Blüten in eine saubere Papiertüte. Schließen Sie die Tüte locker, so daß kein Staub eindringen kann; binden Sie sie mit einer Schnur zu.

3 Hängen Sie die Tüte an einem warmen, luftigen Platz zum Trocknen auf, bis die Blüten rascheln.

Blätter und Kraut

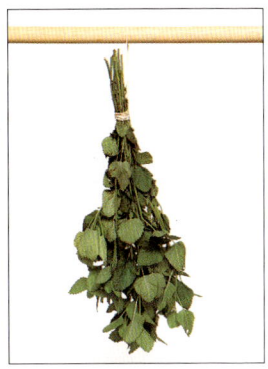

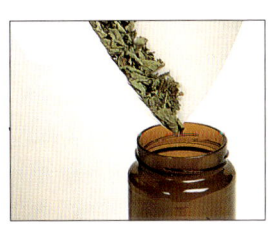

1 Pflücken Sie mehrere Stengel mit frischen Blättern. Hängen Sie den Strauß an einem trockenen, luftigen Platz auf.

2 Rascheln die Blätter beim Anfassen, werden Sie vom Stengel abgestreift (auf einen Karton). Zerkrümeln Sie die Blätter leicht.

3 Heben Sie die Blätter in einem dunklen, luftdichten Glas auf. Sehr feuchte Blätter wie Beinwell oder Boretsch werden in einem lauwarmen Ofen für etwa zwei Stunden getrocknet, zerrieben und aufbewahrt.

Samen

Samen für Heilkräutermedizin oder für die Aussaat im nächsten Frühling (z. B. Kamille, Ringelblume) werden im Herbst gesammelt. Schneiden Sie den Blütenstengel ab, wenn die Samen ausgereift und trocken sind. Hängen Sie die Stengel wie gezeigt über ein Tablett (oder stecken sie die Stengel in eine Papiertüte), um die Samen aufzufangen.

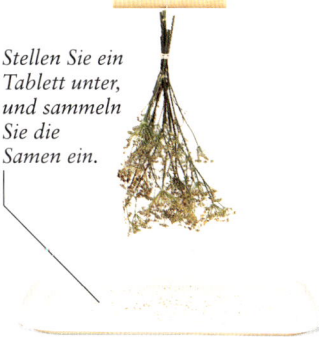

Stellen Sie ein Tablett unter, und sammeln Sie die Samen ein.

Wurzeln

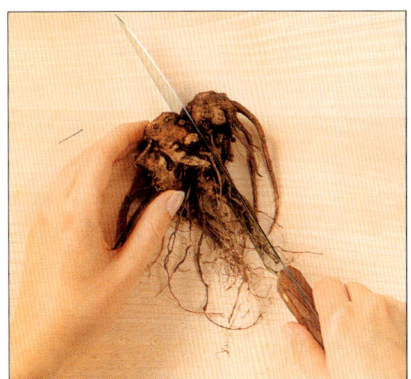

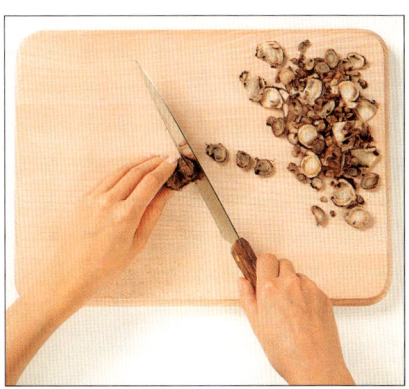

1 Wurzeln ausgraben und für eine Stunde in kaltem Wasser einweichen; sauber schrubben; große Wurzeln zerschneiden und Überflüssiges verwerfen.

2 Schneiden Sie die Wurzel in kleine Stücke, in eine Papiertüte füllen; an warmem, luftigem Platz trocknen und in luftdichtem Gefäß aufbewahren.

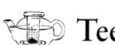 # Tee

Als Tee zubereitet lassen sich frische oder getrocknete Kräuter zu Medizin oder Stärkungsmitteln verarbeiten. Kräutertees werden heiß oder kalt getrunken und sind 24 Stunden lang haltbar. Auf eine Tasse Wasser nimmt man zwei Teelöffel frische Blätter oder Blüten oder einen Teelöffel getrocknete Kräuter.

1 Geben Sie frische Zweige oder Blätter bzw. trockene Kräuter (siehe oben) in eine Teekanne, und gießen Sie kochendes Wasser darüber; mindestens 10 min. ziehen lassen.

Eine normale Teekanne faßt 500 bis 600 ml.

2 Gießen Sie den Tee durch ein Teesieb, um die Kräuter zurückzuhalten. Seihen Sie den Rest des Tees ab, und stellen Sie ihn kühl.

Um Verunreinigungen mit Gerbstoffen zu vermeiden, verwenden Sie für Kräuter- und Schwarzen Tee unterschiedliche Kannen.

Tassenaufguß
Für eine einzelne Tasse nehmen Sie eine Tasse mit Siebeinsatz oder ein Teesieb.

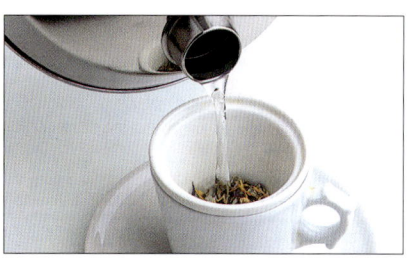

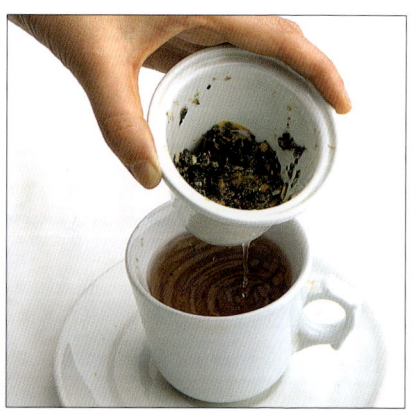

1 Legen Sie das Teesieb über die Tasse. Geben Sie einen Teelöffel getrockneter Kräuter hinein und gießen Sie frisch kochendes Wasser zu. Tasse bedecken.

2 Lassen Sie die frischen oder trockenen Kräuter 10 min. ziehen, dann entfernen Sie die Untertasse und das Teesieb mit den Kräutern. Nun ist der Tee trinkfertig.

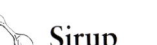

Sirup

Sirup läßt sich sehr bequem einnehmen. Wenn Sie Sirup für ein Baby unter einem Jahr zubereiten, sollten Sie keinen Honig nehmen!

1 Machen Sie einen Tee mit 150 g Kräutern und 600 ml Wasser; 20 min. ziehen lassen, abseihen. Fügen Sie 375 g Zucker zu; langsam über kleiner Hitze zu zähem Sirup verrühren; abkühlen.

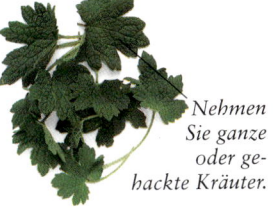

Nehmen Sie ganze oder gehackte Kräuter.

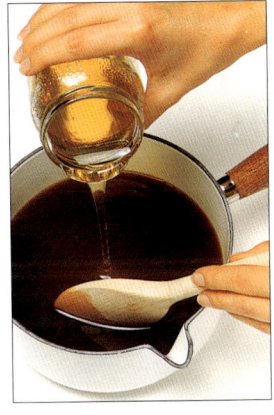

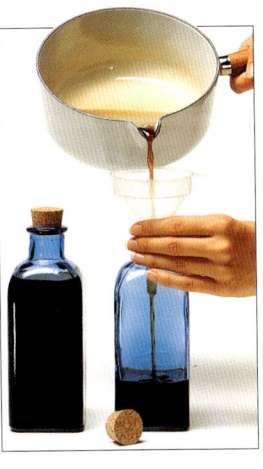

2 Gießen Sie ihn in Glasflaschen; mit Korken verschließen (kein Schraubverschluß), da gärender Sirup Gase entwickelt.

Abkochung

Um die wirksamen Bestandteile festerer Pflanzenteile (Wurzeln, Rinde) zu extrahieren, ist eine kräftigere Methode als der einfache Aufguß für Tees (S. 88) erforderlich. Abkochungen sollten am Tage des Gebrauchs frisch zubereitet werden, halten sich dann aber 24 Stunden.

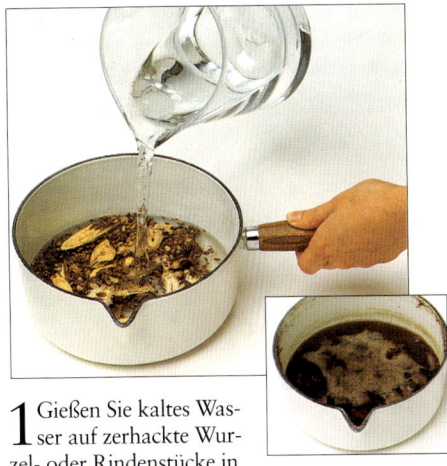

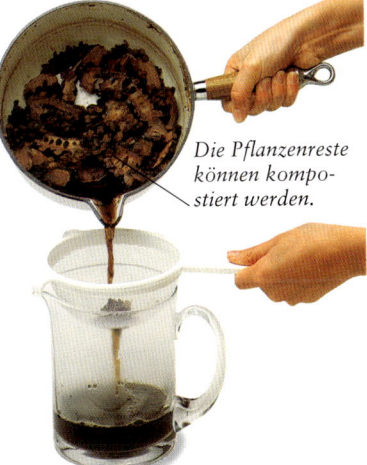

Die Pflanzenreste können kompostiert werden.

1 Gießen Sie kaltes Wasser auf zerhackte Wurzel- oder Rindenstücke in eine Kasserolle. Auf eine Tasse Wasser zwei Teelöffel frische bzw. ein Teelöffel getrocknete Kräuter; zum Kochen bringen; 10 bis 15 min. simmern lassen (siehe kleines Bild).

2 Seihen Sie die Abkochung durch ein Sieb in einen Krug; abdecken und vor dem Trinken abkühlen lassen. Der Rest wird kühl für später aufgehoben.

🥫 Tinkturen

Manchmal ist es schneller und praktischer, nur einen Löffel Medizin einzunehmen, statt einen Tee oder eine Abkochung frisch zuzubereiten. Für eine Tinktur läßt man frische Kräuter in Alkohol ziehen.

Der Alkohol extrahiert die aktiven Komponenten der Heilkräuter und macht sie zwei Jahre lang haltbar. Am besten ist Wodka für Tinkturen geeignet, da er keinen Eigengeschmack hat.

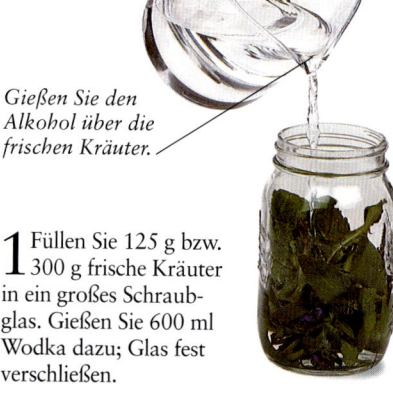

Gießen Sie den Alkohol über die frischen Kräuter.

1 Füllen Sie 125 g bzw. 300 g frische Kräuter in ein großes Schraubglas. Gießen Sie 600 ml Wodka dazu; Glas fest verschließen.

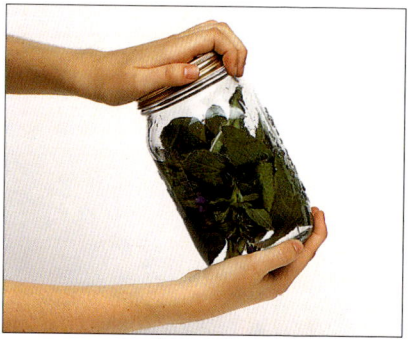

2 Lassen Sie das Glas im Warmen einen Monat lang stehen; täglich schütteln.

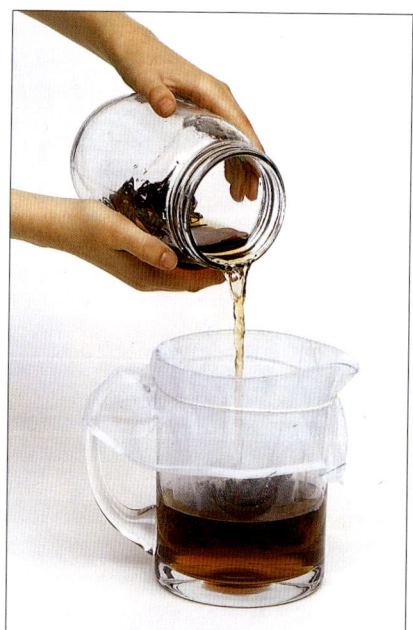

3 Seihen Sie den Ansatz nach einem Monat durch ein grobes Tuch in einen Krug; Pflanzenreste kompostieren.

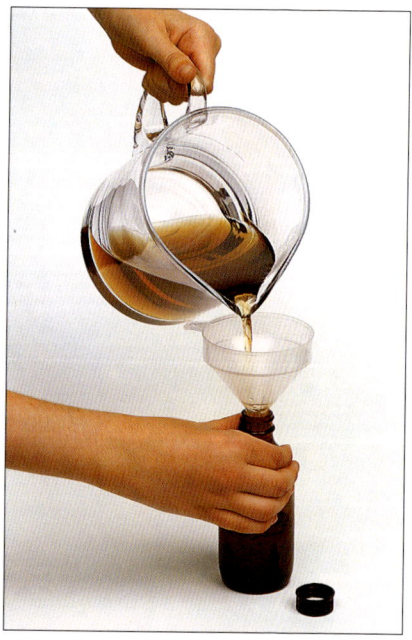

4 Gießen Sie die Tinktur durch einen Trichter in eine dunkle, saubere Flasche; aufheben, bis Sie sie brauchen.

Kalt extrahiertes Öl

Mit kalter Extraktion lassen sich aus Blüten und weichen
Kräutern Öle herstellen. Sie dienen als Basis für Salben,
zur Massage und als Badeöl.

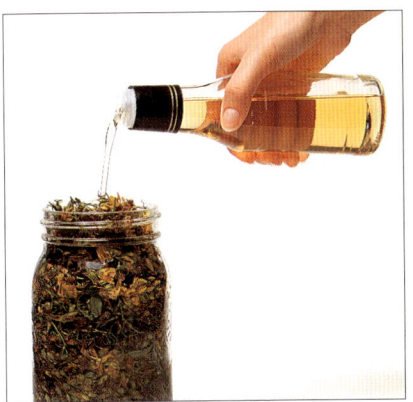

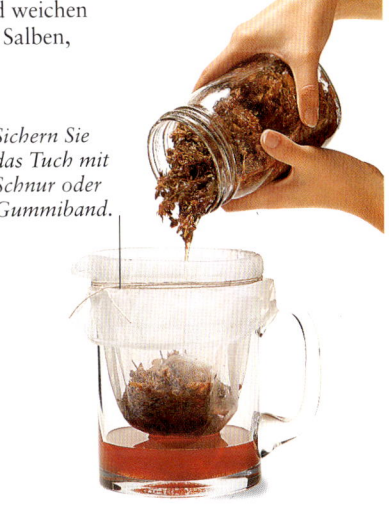

*Sichern Sie
das Tuch mit
Schnur oder
Gummiband.*

1 Füllen Sie ein großes Schraubglas dicht
mit Blüten oder Blättern. Gießen Sie
mit Keim- oder Olivenöl auf; zuschrauben
und einen Monat auf einer sonnigen Fen-
sterbank stehen lassen; täglich schütteln.

2 Seihen Sie den Ansatz durch ein grobes
Tuch in einen Krug. Drücken Sie das
restliche Öl aus den Kräutern heraus;
durch einen Trichter in eine dunkle Flasche
füllen und kühl und dunkel aufbewahren.

Heiß extrahiertes Öl

Diese Methode, Öl herzustellen, geht
schneller als die kalte Extraktion (siehe
oben). Sie eignet sich besser für feuchte,
saftige Kräuter wie Boretsch. Geben Sie

auf 600 ml Keimöl etwa 250 g getrocknete Kräuter. Das Öl hält sich an einem
kühlen, dunklen Platz bis zu einem Jahr.

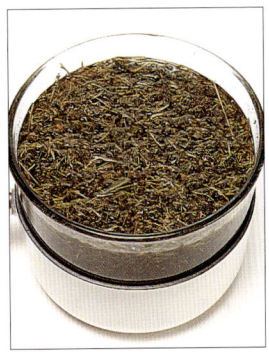

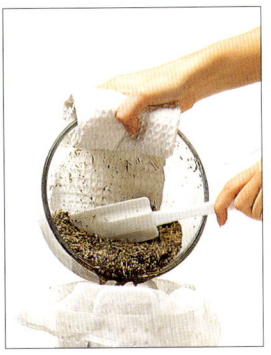

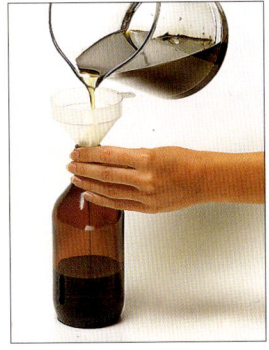

1 Füllen Sie Öl und Kräuter
in eine Glasschüssel über
simmerndem Wasserbad.

2 Etwa drei Stunden lang
erwärmen; dann durch
ein Musselintuch abseihen.

3 Sammeln Sie das Öl,
und gießen Sie es in eine
dunkle, sterile Flasche.

Salbe

Salben bereitet man aus heiß oder kalt extrahiertem Öl (S. 91) und Bienenwachs; sie sind gut zur Hautpflege oder bei Zerrungen und Verstauchungen.

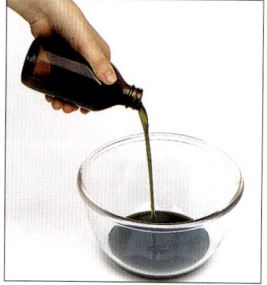 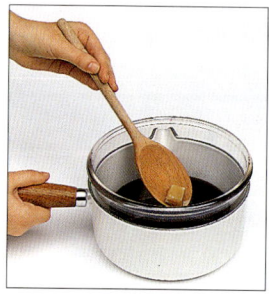 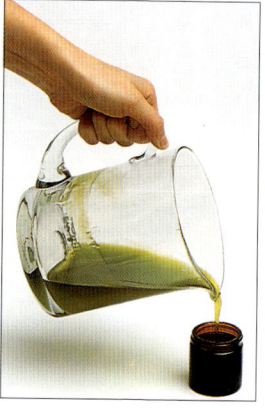

1 Gießen Sie 100 ml Öl (S. 91) in eine Glasschüssel; über eine Kasserolle mit kochendem Wasser stellen.

2 Fügen Sie etwa 1 cm³ Bienenwachs hinzu; rühren, bis sich das Bienenwachs völlig aufgelöst hat.

3 Gießen Sie die noch warme Mischung in Salbengläser; kühl und dunkel aufbewahren; ein Jahr haltbar.

Creme

Eine Creme ist eine Emulsion aus Öl und Wasser, die leicht von der Haut aufgenommen wird. Kaufen Sie eine emulgierbare Basiscreme in der Apotheke und erwärmen die Heilkräuter darin.

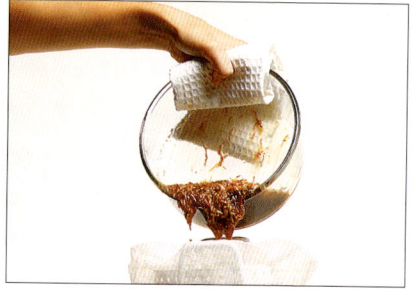

2 Vom Ofen nehmen und durch Musselin oder grobes Tuch streichen. Drücken Sie die Restfeuchtigkeit aus der Creme, ehe sie hart wird.

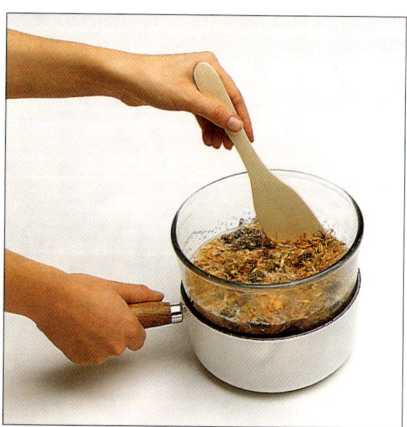

3 Abkühlen lassen und in einen dunklen Cremetopf streichen; bis ein Jahr haltbar.

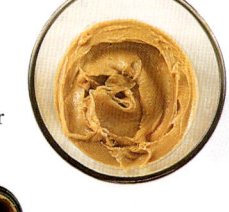

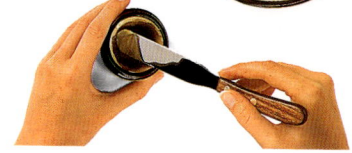

1 Schmelzen Sie bei kleiner Hitze zwei Eßlöffel dieser Creme. Rühren Sie zwei Teelöffel trockene (frische) Kräuter hinein, bis sie die Farbe der Kräuter annimmt.

VERMEHRUNG AUF EINEN BLICK

Die Pflanzen auf den Seiten 10 bis 77 sind hier nach den lateinischen Namen geordnet. Fast alle sind winterhart, und die meisten Mehrjährigen können länger als ein Jahr im Topf verbleiben. Einjährige werden kompostiert. Die jeweils einfachste Vermehrungsart ist angegeben.

Lateinischer Name	Typus	Vermehrungsart	Lateinischer Name	Typus	Vermehrungsart
Achillea millefolium	Staude	bewurzelte Sprosse	Matricaria recutita	Einjährige	Samen
			Medicago sativa	Staude	Samen
Agrimonia eupatoria	Staude	Teilung	Melissa officinalis	Staude	bewurzelte Sprosse
Alchemilla-Arten	Staude	Teilung			
Allium sativum	Staude	Zehen stecken	Mentha × piperita	Staude	bewurzelte Sprosse
Allium schoenoprasum	Staude	Teilung	Nepeta cataria	Staude	bewurzelte Sprosse
Allium ursinum	Staude	Teilung			
Althaea officinalis	Staude	Teilung	Oenothera biennis	Zweijährige	Samen
Arctostaphylos uva-ursi	Strauch	Stecklinge			
Armoracia rusticana	Staude	Wurzelstecklinge	Origanum vulgare	Staude	Teilung
			Petroselinum crispum	Zweijährige	Samen
Arnica montana	Staude	Wurzelstecklinge	Plantago-Arten	Staude	Tochterpflänzchen
Artemisia abrotanum	Halbstrauch	Stecklinge	Polygonatum multiflorum	Staude	Wurzelsteckling
Artemisia absinthium	Staude	Teilung	Potentilla anserina	Staude	Tochterpflänzchen
Artemisia vulgaris	Staude	Teilung			
Ballota nigra	Staude	Teilung	Prunella vulgaris	Staude	bewurzelte Sprosse
Baptisia australis	Staude	Teilung			
Borago officinalis	Einjährige	Samen	Ranunculus ficaria	Staude	Teilung
Calendula officinalis	Einjährige	Samen	Rosa canina	Strauch	Samen
Chamaemelum nobile	Staude	Tochterpflänzchen	Rosmarinus officinalis	Halbstrauch	Stecklinge
Chrysanthemum parthenium	Einjährige	Samen	Rubus idaeus	Strauch	Schößlinge
Daucus carota	Zweijährige	Samen	Rumex crispus	Staude	Wurzelstecklinge
Echinacea-Arten	Staude	Teilung	Salvia-Arten	Staude	Stecklinge
Eschscholzia californica	Einjährige	Samen	Sanguisorba officinalis	Staude	Teilung
Eupatorium cannabinum	Staude	Teilung	Scutellaria lateriflora	Staude	Teilung
Filipendula ulmaria	Staude	Teilung	Sempervivum tectorum	Staude	Tochterpflänzchen
Foeniculum vulgare	Staude	Samen			
Fumaria officinalis	Einjährige	Samen	Silybum marianum	Einjährige	Samen
Galega officinalis	Staude	Samen	Solidago virgaurea	Staude	Teilung
Geranium robertianum	Einjährige	Samen	Stachys officinalis	Staude	Tochterpflänzchen
Glechoma hederacea	Staude	bewurzelte Sprosse	Stellaria media	Einjährige	Samen
Hamamelis virginiana	Strauch	Stecklinge	Symphytum officinale	Staude	Wurzelstecklinge
Humulus lupulus 'Aureus'	Kletterpflanze	Teilung	Thymus-Arten	Staude	Teilung
Hypericum perforatum	Staude	Teilung	Trifolium pratense	Staude	Tochterpflänzchen
Hyssopus officinalis	Staude	Stecklinge			
Inula helenium	Staude	Wurzelstecklinge	Tropaeolum majus	Einjährige	Samen
			Tussilago farfara	Staude	Wurzelstecklinge
Iris versicolor	Staude	Wurzelstecklinge	Urtica dioica	Staude	Wurzelstecklinge
Juniperus communis	Strauch	Stecklinge			
Lamium album	Staude	bewurzelte Sprosse	Valeriana officinalis	Staude	Teilung
			Verbascum nigrum	Zweijährige	Samen
Lavandula-Arten	Halbstrauch	Stecklinge	Verbena officinalis	Staude	Teilung
Leonurus cardiaca	Staude	Teilung	Viburnum opulus	Strauch	Stecklinge
Linum perenne	Staude	Samen	Viola tricolor	Einjährige	Samen

REGISTER

Abkochung 89
Abwehrkräfte, Stärkung
  der 76
Achillea millefolium 12f.,
  62f.,
Agrimonia eupatoria 22f,
  56f.
Alant 10f.
Alchemilla mollis 48f.
Alchemilla vulgaris 42f.,
  48f.
Allium sativum 32f., 72f.
Allium schoenoprasum 72f.
Allium ursinum 72f.
Althaea officinalis 16f.,
  60f.
Armoracia rusticana 14f.
Ampfer, Krauser 18f., 74f.
Arctostaphylos uva-ursi
  50f.
Arnica montana 62f.
Arnika 62f.
Artemisia abrotanum 72f.
Artemisia absinthium 68f.
Artemisia vulgaris 16f.,
  66f.
Arthritis 38f.
Aufbewahrung der
  Kräuter 86
Aussaat 80f.

Baby: Blähungen 56f.
– Ohrenschmerzen 60f.
– Schlafprobleme 54f.
– wunder Po 58f.
– Zahnen 60f.
Baldrian 28f.
Ballota nigra 46f., 68f.
Baptisia australis 12f., 76f.
Bärentraube 50f.
Beifuß 16f., 66f.
Beinwell, Gemeiner 58f.,
  62f.
Bepflanzung 84f.
Blasenentzündung 50f.
Borago officinalis 70f.
Boretsch 70f.
Braunelle, Gemeine 64f.
Brennessel 74f.

Calendula officinalis, siehe
  Ringelblume
Chamaemelum nobile 18f.,
  22f.
Cholesterin-Kontrolle 72f.
*Chrysanthemum
  parthenium* 38f., 40f.
Creme 92

Daucus carota 38f.
Depression 30f.
Distel, Marien- 66f.
Dost 38f., 44f.
Dost, Wasser- 76f.
Düngen 84
Durchfall 20f.

Eberraute 72f.
Echinacea 12f., 32f., 76f.
Eibisch, Echter 16f., 60f.
Eisenkraut 40f.
Ekzeme 36f.
Erdrauch, Gemeiner 36f.
Erkältung 10f.
Ernte 86
Erschöpfung, nervöse 70f.
Eschscholzia californica
  28f.
Eupatorium cannabinum
  76f.

Färberhülse 12f., 76f.
Fenchel 52f., 56f.
Fieber 12f.
Filipendula ulmaria 16f.,
  38f.
Fingerkraut, Gänse- 20f.
Foeniculum vulgare 52f.,
  56f.
Frauenmantel 42f., 48f.
Fumaria officinalis 36f.
Fußpilz 34f.

Galega officinalis 52f.
Geißraute 52f.
Gelenkschmerzen 38f.
Geranium robertianum
  20f.
Gießen 84

Glechoma hederacea 10f.
Goldrute, Echte 50f.
Grippe 12f.
Gundermann 10f.

Halsschmerzen 10f.
Hamamelis virginiana 24f.
Hämorrhoiden 24f.
Hauswurz, Echte 64f.
Haut, Viruserkrankungen 32f.
Helmkraut 26f., 40f.
Herpes 32f.
Herzgespann 44f., 48f.
Himbeere 46f.
Hopfen, Gold- 28f.
Huflattich 74f.
Humulus lupulus 28f.
Husten 10f.
Hypericum perforatum
  30f., 48f., 64f.
Hyssopus officinalis 10f.

Immunsystem, Stärkung
  des 76f.
Inula helenium 10f.
Iris versicolor 36f.

Johanniskraut 30f., 48f.,
  64f.
Juniperus communis 50f.

Kamille, Echte 26ff., 46f.,
  54ff., 60f., 68f.
Kamille, Römische 18f.,
  22f.
Kapuzinerkresse 14f.
Kater 66f.
Katzenminze 54f.
Klee, Wiesen- 36f., 48f.
Knoblauch 32f., 72f.
Königskerze, Schwarze 60f.
Kopfschmerzen 40f.
Kräutermedizin,
  Herstellung 86ff.

Lamium album 42f.
Lauch, Bären- 72f.
Lavandula angustifolia
  26f., 30f., 66f., 70f.

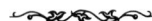

Lavendel, Echter 26f., 30f., 66f., 70f.
Lein 18f.
Leonurus cardiaca 44f., 48f.
Linum perenne 18f.
Luzerne 74f.

Mädesüß 16f., 38f.
Matricaria recutita, siehe Kamille, Echte
Medicago sativa 74f.
Meerrettich 14f.
Melissa officinalis und Melisse 22f., 26f., 30ff., 54f., 64f.
Menstruationsbeschwerden 42ff.
Mentha × piperita, siehe Pfefferminze
Miere, Vogel- 36f.
Mineralien 74f.
Möhre, Wilde 38f.
Monatsblutung, unregelmäßige 42f.
Mutterkraut, Goldenes 38ff.

Nachtkerze 42f.
Nepeta cataria 54f.

Odermennig 22f., 56f.
Oenothera biennis 42f.
Öl, heiß extrahiertes 91
Öl, kalt extrahiertes 91
Origanum vulgare 38f., 44f.

Petersilie, Krause 38f., 74f.
Petroselinum crispum 38f., 74f.
Pfefferminze 16ff., 24f., 52f., 68f.
Pflanzerde 84
Pflanzung 84f.
Pflege, Pflanzen 84
Plantago lanceolata 64f.
Plantago major 12f.
PM 42f.
Polygonatum multiflorum 20f.

Potentilla anserina 20f.
Prunella vulgaris 64f.

Quetschungen 62f.

Ranunculus ficaria 24f.
Reisekrankheit 68f.
Reizdarm 22f.
Ringelblume 22ff., 32ff., 46f., 52f., 58f., 62f., 76f.
Rosa canina 70f.
Rose, Hunds- 70f.
Rosmarin 40f., 44f., 70f.
Rosmarinus officinalis 40f., 44f., 70f.
Rubus idaeus 46f.
Rumex crispus 18f., 74f.

Salbe 92
Salbei 10f., 48f.
Salomonssiegel, Vielblütiges 20f.
Salvia officinalis 10f., 48f.
Sanguisorba officinalis 20f.
Schafgarbe 12f., 62f.
Schabuckskraut 24f.
Schlaflosigkeit 28f.
Schlafmützchen 28f.
Schneeball, Gemeiner 44f.
Schnittlauch 72f.
Schnittwunden 62f.
Schnupfen, Winter- 14f.
Schwangerschaft 46f.
Schwarznessel 46f., 68f.
Schwertlilie, Buntfarbige 36f.
Scutellaria lateriflora 26f., 40f.
Sempervivum tectorum 64f.
Silybum marianum 66f.
Sirup 89
Solidago virgaurea 50f.
Sonnenhut 12f., 32f., 76f.
Sprosse, bewurzelte 83
Stachys officinalis 26f., 30f., 40f.
Stecklinge 82f.
Stellaria media 36f.
Stich, Insekten- 64f.

Stiefmütterchen, Gewöhnliches 50f., 58f.
Stillende Mütter 52f.
Storchschnabel, Stinkender 20f.
Streß 26f.
Symphytum officinale 58f., 62f.

Taubnessel, Weiße 42f.
Tee 88
Teilung 83
Thymian, Feld- 34f.
Thymian, Zitronen- 10f., 34f.
Thymus pulegioides 34f.
Thymus × citriodorus 10f., 34f.
Tinktur 90
Tochterpflänzchen 83
Trifolium pratense 36f., 48f.
Trocknen 86f.
Tropaeolum majus 14f.
Tussilago farfara 74f.

Urtica dioica 74f.

Valeriana officinalis 28f.
Verbascum nigrum 60f.
Verbena officinalis 40f.
Verbrennungen 64f.
Verdauungsstörungen 16f.
Vermehrung 80ff., 93
Verstopfung 18f.
Viburnum opulus 44f.
Viola tricolor 50f., 58f.
Vitamine 74f.

Wacholder 50f.
Wechseljahre 48f.
Wegerich, Großer 12f.
Wegerich, Spitz- 64f.
Wermut 68f.
Wiesenknopf, Großer 20f.

Ysop 10f.

Zaubernuß 24f.
Ziest, Echter 26f., 30f., 40f.

GLOSSAR

Antiseptisch: keimtötend oder -hemmend.

Anti-viral: wirkt gegen Viren, wie z. B. Herpesviren.

Aromatisch: Pflanzen, die flüchtige Öle abgeben.

Ätherische Öle: flüchtige, meist duftende Öle.

Einjährige: eine Pflanze, die nur ein Jahr lebt.

Entzündung: Reaktion der körpereigenen Abwehr auf Keime oder Fremdkörper.

Fungizid: hemmt das Wachstum infizierender Pilze.

Immunsystem: das körpereigene System der Abwehr von Keimen.

Infektionshemmend: hemmt das Wachstum infizierender Keime.

Kolik: krampfhafte Kontraktion im Verdauungstrakt.

Kraut: alle oberirdischen Teile einer Pflanze (Sprosse, Blätter, Blüten).

Mehrjährige: z. B. Sträucher, Halbsträucher und Stauden.

Östrogen: weibliches Hormon, dessen Produktion in den Wechseljahren nachläßt.

Staude: eine Pflanze, die mehrere Jahre lang lebt, jährlich blüht und fruchten kann.

Strauch: mehrjährige, verholzende Pflanze.

Tannine: Gerbstoffe.

Zweijährige: eine Pflanze, die erst im zweiten Jahr blüht und fruchtet.

Danksagungen der Autoren

Die Autoren möchten Arne Herbst (Limeburn Nurseries, Limeburn Hill, Chew Magna, Avon BS18 8QW) und den Poyntzfield Herb Nurseries danken (Black Isle, Dingwall, Ross-shire, Scotland IV7 8LX).

Effie Romain dankt Ann Baker, Diana Baker, Daisy Benn, Maire Cussen, Jane Dunning, Lesley Freed, Heather Jones, Judy Kemp, Clare Monro, Jesse Romain und Janet Skinner.

Sue Hawkey dankt Christine Hawkey, Tom Kendall und Simeon Smith.

Danksagungen des Verlages

Der Verlag Dorling Kindersley dankt für die Überlassung von Heilkräutertöpfen für die Fotografien: Amphora, Shepherd's Bush (S. 13, 33, 43, 55); Chelsea Gardener, Chelsea (S. 25, 41, 53); Clifton Nurseries, Little Venice (S. 17, 63); Hode Pottery, Canterbury (S. 11, 29, 39, 49, 59, 71); Jon Fisher (S. 15); Patio Pots, Dulwich (S. 19, 21, 31, 47, 77).

Folgenden Personen danken wir für ihre Hilfe: Frances Richardson war unser „Hand-Model"; Karen Ward, Annette O'Sullivan und Robert Ford bei der Gestaltung; Sarah Ashun bei den Fotos; Sarah Prest und Annelise Evans bei der Herausgabe des Buches und Hilary Bird für die Erstellung des Indexes.